ボケない暮らし30カ条

認知症専門医が教えるMCI（軽度認知障害）から引き返す有効手段

東京医科歯科大学脳統合機能研究センター認知症研究部門 特任教授
メモリークリニックお茶の水 院長
筑波大学名誉教授
朝田 隆

法研

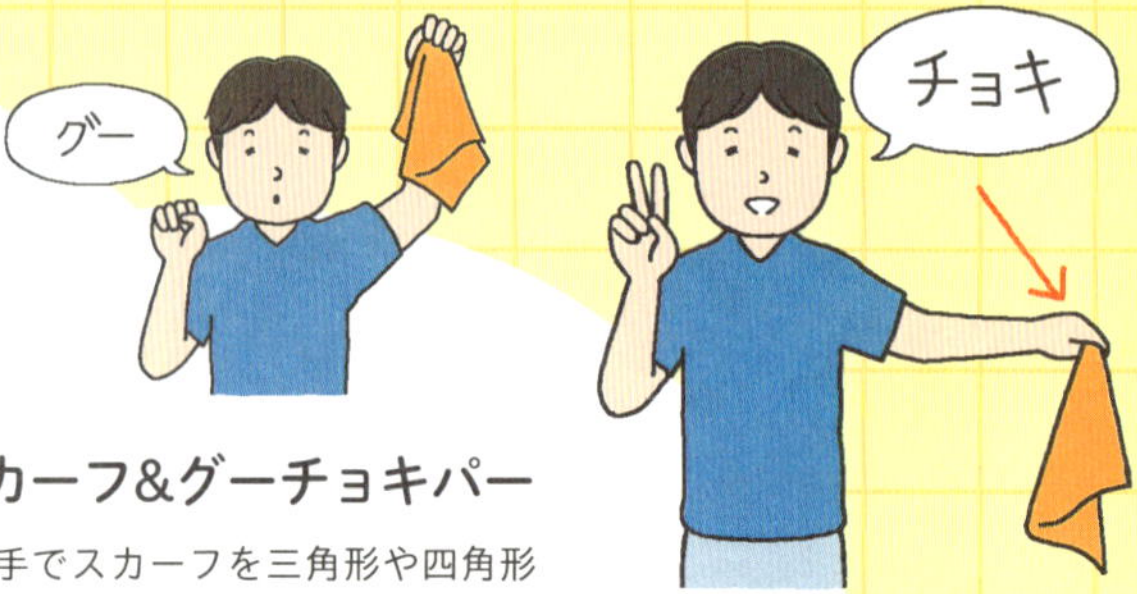

●スカーフ&グーチョキパー

片方の手でスカーフを三角形や四角形に動かしながら、もう片方の手で、グーチョキパーと順に指を折り曲げます。p130

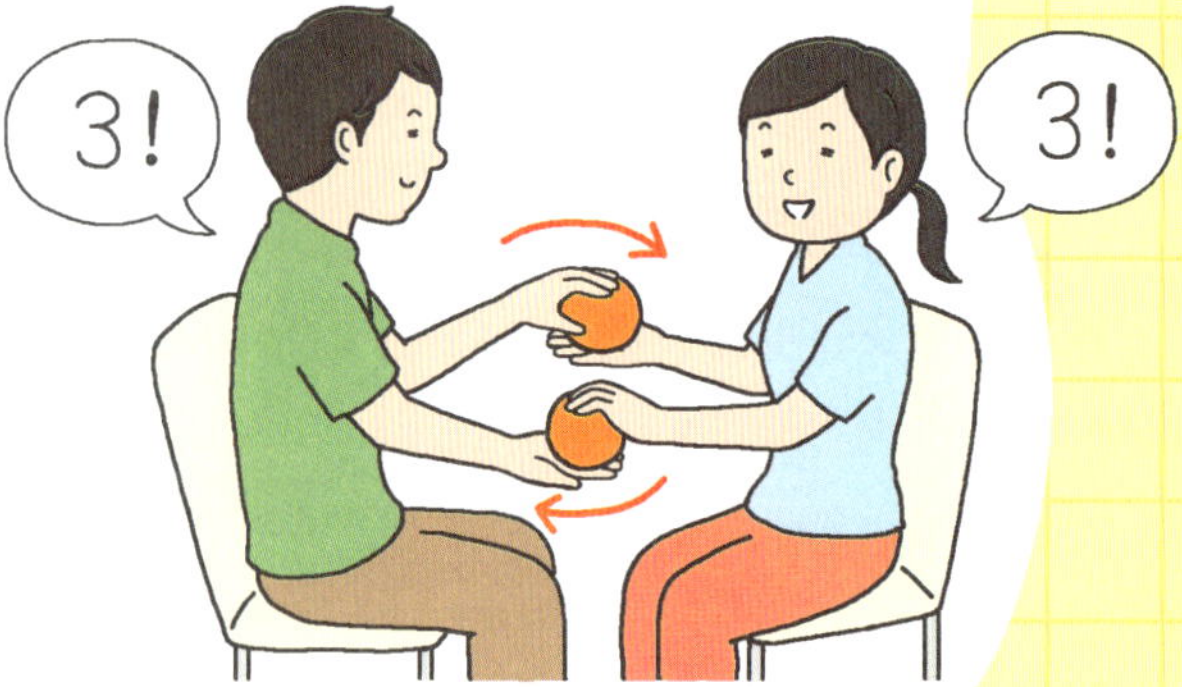

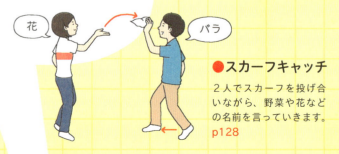

●スイッチボール回し

2人で数を数えながら、ボールを受け渡しします。p124

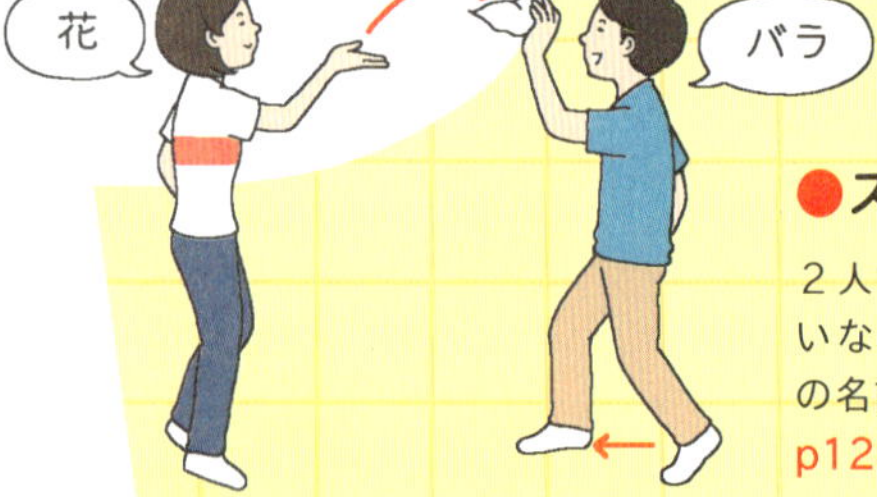

●スカーフキャッチ

2人でスカーフを投げ合いながら、野菜や花などの名前を言っていきます。p128

デュアルタスクで脳を活性化

デュアルタスクとは、**2つの課題を同時に行うこと**です。本書（4章）では、脳を活性化させるために開発されたシナプソロジー（脳の神経細胞同士の継ぎ目であり、情報伝達を行う部分であるシナプスに由来した造語）という以下のようなプログラムを紹介しています。

例えば、左右の手、手と足で、それぞれ別な動きを行うデュアルタスクの要素を含む動作などで、いずれも「刺激」と「ほどよい混乱」が生じることで、脳の活性化が期待できます。

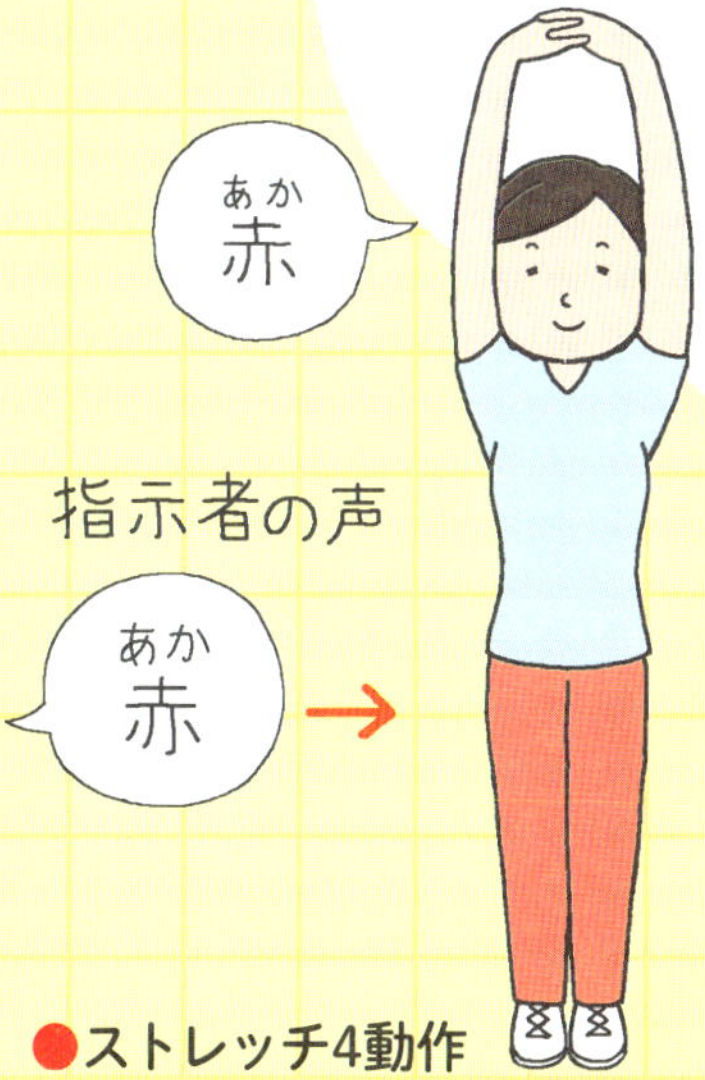

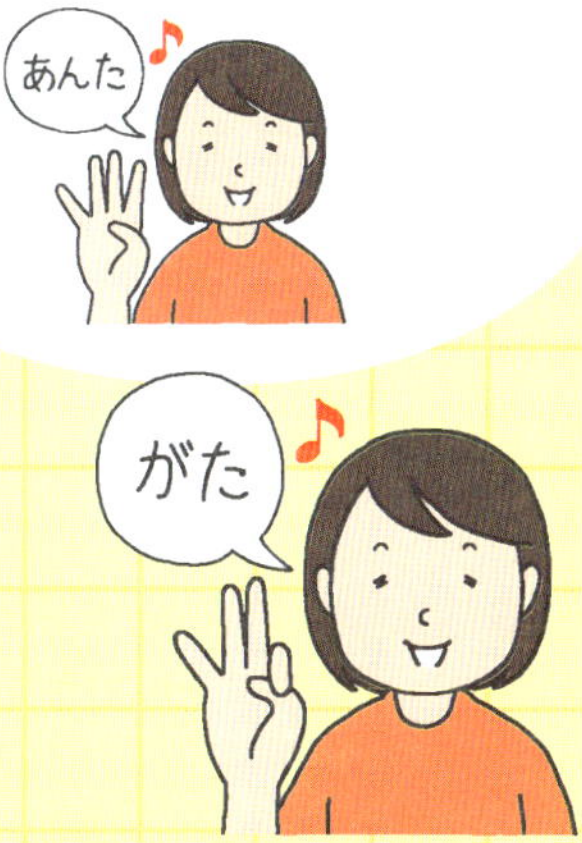

●ストレッチ4動作

「上下左右」を４つの動作に置き換えて、指示者の指示のもと、その動作を行います。p126

●指折りどこさ

歌を歌いながら、歌詞の区切りごとに指を折り曲げたり、伸ばしたりします。p134

コンバーターとリバーター
p26～

この段階ならボケを
食い止めることが
できます

STOP!

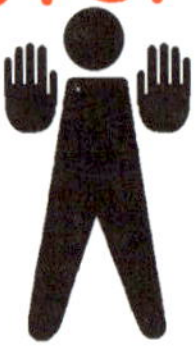

その方法は
「ボケない暮らし30カ条」

正常な状態から認知症に至る過程

正常な状態

- 歳を重ねると もの忘れが増えます。以下のようなことがあると感じる方は、「自分でできる簡易チェック法」 p22～

- 「あれ」「これ」などの言葉が増えた
- 気づかずに同じ商品を買ってしまうことが増えた
- 家電製品の操作に手間取ることが増えた　など

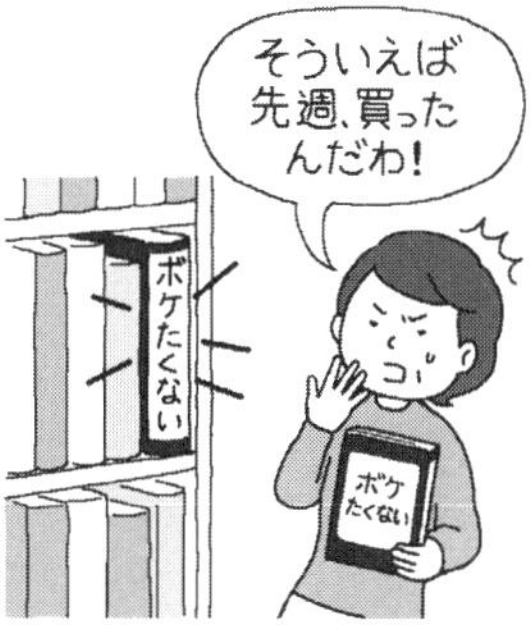
そういえば先週、買ったんだわ!
ボケたくない
ボケたくない

軽度認知障害（MCI）

- MCIとは？　p19～
- 早期診断された人の３種類の反応（絶望型、否認型、徹底抗戦型）　p31～
- 認知機能検査
  - ○記憶、注意、言語、視空間能力　p160～
  - ○SPECT（脳の血流を見る検査）　p165～
  - ○MRI（脳の形状を見る検査）　p161～
  - ○血液検査　p168～

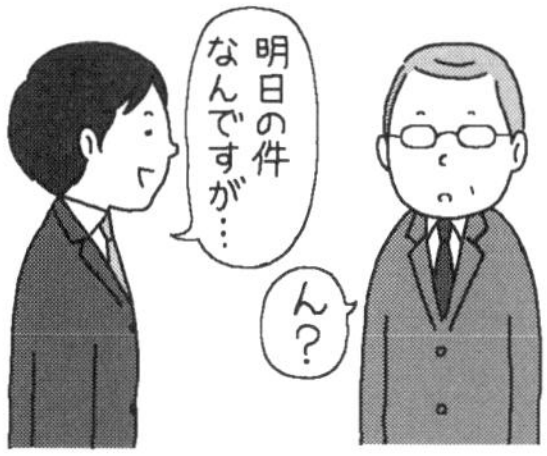
明日の件なんですが…
ん?

はじめに　～「リバート」率を高めるには～

軽度認知障害（Mild Cognitive Impairment:MCI）という用語はすっかり現代社会に定着しました。言うまでもなく、軽度認知障害とは認知症予備軍という意味であって軽度の認知症ではありません。なぜ今、このMCIが注目されるのか？　最大の理由は、MCIとくにその初期なら回復が期待できるからでしょう。現時点では、認知症になってしまうと、その進行を多少はスローダウンできても治ることはありません。それだけにまさに「早期発見、早期治療」の入り口としてのMCIが注目されているのです。

MCIから認知症への進展は「コンバート」と呼ばれ、その率については平均値として年間10％余り、4年で約半分とされます。これに対してMCIから知的正常に戻る人もいて、これらは「リバート」と呼ばれます。1990年代からMCIの概念が普及してゆくのとともに、このリバートも注目されてきました。従来の報告では、このリバート率は14−44％とされ、かなり多いのです。このような幸運な人がもつ特徴は何か？　と誰しもが注目します。少なからぬ研究報告があるものの、性別や遺伝子型そして合併する身体疾患などが主で、自身が努めることで改善できるようなものは多くありませんでした。

しかし最近になって、希望の持てる知見も報告されるようになりました。たとえばオーストラリアからはやや高度な知的活動に取り組むこと、新たな経験への積極性などがリバートに関係していると報告されています。またこのＭＣＩ研究の牽引車として数多くの研究業績を誇るアメリカのメイヨークリニックから嬉しい結果が示されています。これは５００名近いＭＣＩの人を約３年間に亘って追跡観察したものです。その結果、適度な運動習慣がある人はリバートしやすいと述べられています。

このように期待ばかりが先行の認知症予防から、希望を持てるエビデンスに基づく予防段階へと進みつつあるのです。

本書の作成に先立って、これまでの認知症予防の研究成果をレビューしました。その上で実践性に優れ、楽しめる要素が強いと考えられるものに重点をおいて具体的な予防法をまとめてみました。

本書が、これからの日々を心身ともに健やかに過ごしたいとお考えになる方々のお役に立てることを心よりお祈りします。

２０１６年３月　朝田　隆

ボケない暮らし30カ条

第1条　有酸素運動をいつやるか「決める」
第2条　筋トレで基礎代謝を高める
第3条　上達を目指してトレーナーにつく
第4条　睡眠で記憶を固定させる
第5条　腹八分目で標準体重を維持する
第6条　バランスのよい食事をとる
第7条　抗酸化作用のある食材、飲み物を選ぶ
第8条　認知症予防が期待できる油脂を選ぶ
第9条　健康的な食習慣　地中海式ダイエット
第10条　生活習慣病の改善こそが認知症予防
第11条　身だしなみを整える
第12条　一日一外出
第13条　人と会って話をする
第14条　新聞、テレビなどで最近のニュースをチェックする
第15条　ゲームは一人ではなく対戦型を選ぶ

第16条　音楽、絵画の鑑賞に行く
第17条　楽器、ダンスを始めてみる
第18条　料理は日々できる最強のデュアルタスク
第19条　歩きながら川柳、短歌を詠んでみる

シナプソロジーをする

第20条　手と足を交互に上下させながら、数を数える　（手足トントン）
第21条　片手は前後、もう片方の手を上下に動かす　（スリスリトントン）
第22条　じゃんけんをしながら、暗算をする　（計算じゃんけん）
第23条　2人でポーズを取り、それを互いに記憶してまねをする　（2人組まねっこ）
第24条　足踏みしながら数を数え、3の倍数で足を止める　（3で止まる）
第25条　数を数えながら、ボールの受け渡しをする　（スイッチボール回し）
第26条　基本動作を覚え、上下左右に手を動かす　（ストレッチ4動作）
第27条　スカーフを投げ合いながら、物の名前を思い出す　（スカーフキャッチ）
第28条　片手でスカーフを振り、片手で指を動かす　（スカーフ&グーチョキパー）
第29条　ボールを投げ合いながら、互いの名前を言う　（名前ゲーム）
第30条　歌を歌いながら、歌詞の区切りで指を折り曲げる　（指折りどこさ）

目次

序章　もの忘れの増加は軽度認知障害（MCI）？

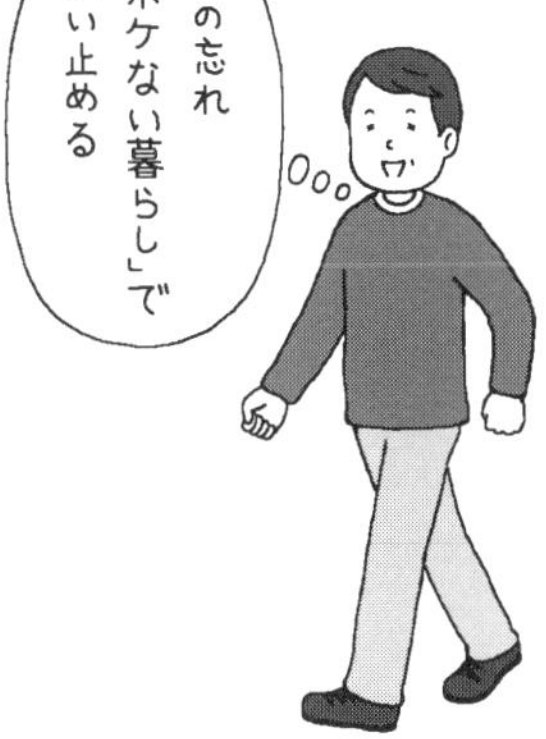
「ボケない暮らし」で
もの忘れ
食い止める

3章　「知的刺激・社会交流」が認知症予防に

4章　「デュアルタスク」で脳はフル回転

5章 認知症と軽度認知障害（MCI）

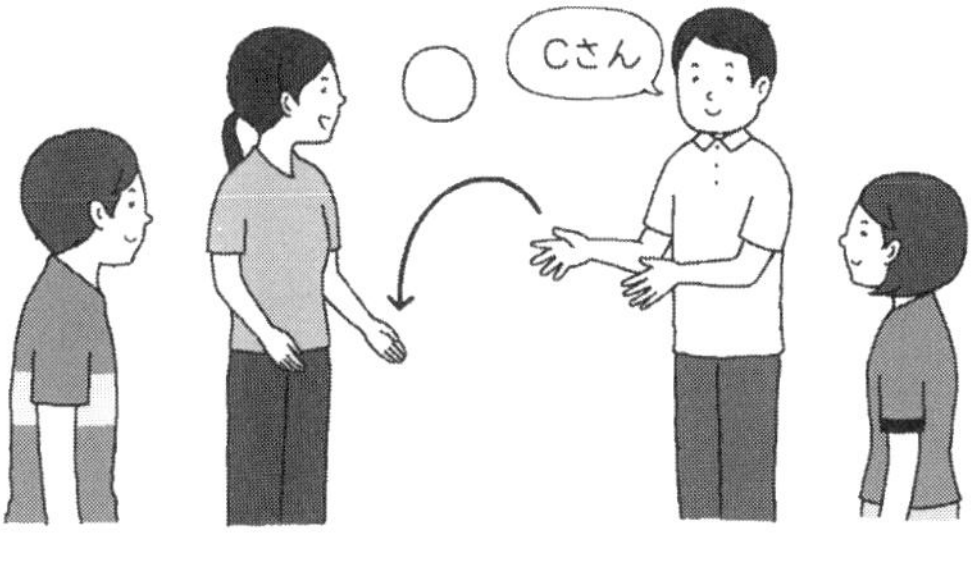

装丁：澤田 かおり（トシキ・ファーブル）
本文デザイン：澤田 かおり＋トシキ・ファーブル
イラスト：西脇 けい子
編集協力：井澤 由里子

序章

もの忘れの増加は軽度認知障害（MCI）？

連続もののドラマで記憶力を密かに確認

「最近、どのようなテレビ番組を観ていますか?」。

ときどき、診察室で私が患者さんにする質問です。私のクリニックに来るのは、もの忘れが増えて、認知症を心配している方々です。

報道、情報、バラエティ、クイズ、ドラマ、サッカーや野球の試合、料理など、さまざまなジャンルの中から好みの番組を聞くことで、その方の記憶力が働いているかどうかを伺い知ることができます。

例えば、歌番組や大相撲の取り組みは、エンターテインメント性の高い素晴らしい番組ではありますが、「前回までのあらすじ」がありません。一般レベルの記憶力があることを、ご自身で密かに確認したいのならば、連続もののドラマがおすすめです。ストーリーが毎回展開するので、前回までのあらすじや人間関係が一通り頭に入っていないと楽しめません。

人間関係などを頭に入れておかないといけないのが「面倒くさくて……」、という気持ちになっているとしたら、実はその状態こそが要注意です。

認知症の人の中には、「2時間ドラマはしんどい」、「小説が読めなくなってきた」とおっしゃる人もいます。

2時間もののサスペンスドラマなどは、例えば、ドラマが半ばまできたときに、とくに話の展開が複雑になると前半の内容を覚えていられないことがあるのです。「小説が読めなくなってきた」とおっしゃる場合は、読んでいる途中で、「え、高橋って誰だっけ？」、「太田って何をしている人？」と、登場人物の役割を忘れて、前のページを読み直したりするうちに疲れてしまうようです。

テレビドラマの場合は、現在では、録画やインターネットのオンデマンドなどによって、毎週、放送される時間に観る人ばかりではないでしょうし、連続ドラマはDVDになってからまとめて観る人も多いでしょう。しかし、面白そうなドラマが始まったときには、たまには、放送時間に、前回までのあらすじを意識しながら観てみてください。

ただし、シリーズものの番組でも、一話完結型で勧善懲悪、オチは毎回同じパターンなので安心して観ていられるというドラマは、爽快かもしれませんが、前回までのあらすじを覚えていなくても楽しめてしまうので、ちょっとした記憶力の確認には向きません。

なお、記憶に関連がありそうなクイズ番組はというと、これはもの忘れの確認には向かないと私は思っています。クイズの回答は知識が頼りで、もともと回答を知っていなければ、答えたり思い出したりすることができません。知識のストックが多い人は思い出す情報がありますが、ストックが少ない人は、思い出すことができません。昔は覚えていたことをクイズ番組で思い出すのならば、確認になりますが、出題される質問は多岐に渡りますし、もともと知らないことが問題、回答になっている場合は、記憶の確認には向いていません。

話の前後を意識せずとも、興味を持って観ていただきたいのは、現在のニュースです。3章で説明していきますが、ボケと最近の出来事に関する「興味」には重要な関係があります。次頁では、本書のタイトルになっている軽度認知障害に関するお話と、あなたの「もの忘れ」の度合いを探るチェック法を紹介します。

軽度認知障害は「グレーゾーン」の状態

もの忘れの自覚症状がある人で、将来、認知症にはなりたくないと思っている人はたくさんいることでしょう。

実際、認知症ではないと診断されても、その中には、正常と言い切ることのできない人がいます。つまり、白黒どちらとも言い切れない「グレーゾーン」の段階で、この状態を、軽度認知障害（Mild Cognitive Impairment＝以下、ＭＣＩ）といいます。

ＭＣＩの基本的な定義は、左記の要素があげられます。

- **本人によるもの忘れの自覚がある。**
- **日常生活は問題なく過ごせている。**
- **認知機能の低下以外は全般的に正常である。**
- **年齢、教育レベルの影響だけでは説明できない記憶障害がある。**
- **認知症ではない。**

このように感じた人は、いませんか。

もの忘れが増えたという自覚がある。

↓

しかし、認知症を疑うほどではなく、病院で検査しようと思ったことはない。

↓

ただし、軽度認知障害という言葉を聞くと、

もしかして、自分も当てはまるかもしれないと感じてしまう。

認知症は、ある日突然なるわけではなく、その前の段階に必ずＭＣＩがあります。認知症の症状というと、「もの忘れ」ばかりに注目しがちですが、それ以外にもサインはいろいろとあります。

わかりやすい部分では、身だしなみや家事にあらわれます。例えば、歯の磨き方がずさんになったり、入浴を面倒に感じるようになったりします。髭を剃っても剃り残しが増えたり、気がつくとズボンのファスナーが開いていたりすることがある、という人もいます。料理の段取りが悪くなったと感じる人、買い物で小銭を探すのが面倒でついお札を出してしまい、財布が小銭でパンパンに膨らんでいるという人。毎年、金木犀《きんもくせい》の香りで秋を感じていたにもかかわらず、「今年は香りを感じないなあ」と言ったら、一緒にいる人に「えっ？　私は、すごく感じるよ」と驚かれ、嗅覚に衰えを感じた人などもいます。

今まで、できていたのに、最近、右のようなことが多々あるという人は、注意不足や忙しさで済まされない場合があります。それは「注意できるキャパシティーが減ってきている状態」で、いずれも、認知症の初期症状に該当するからです。

思いあたる人は、ＭＣＩの可能性があるかどうか、次ページの自分でできる簡易チェック法をためしてみてください。

当然のことながら、実際のＭＣＩの診断には、問診やさまざまな検査を行って総合的に判断しますので、この簡易チェック法はあくまでも目安です。

しかし、結果に不安を感じるようであれば、ぜひ早めの受診をおすすめします。

自分でできる簡易チェック法① 10の質問

1 何度も同じ話をしたり、同じ質問を繰り返したりする

2 「あれ」「これ」などの言葉を使って話すことが増えた

3 今日の日付がすぐに言えない、思い出せない

4 気づかずに同じ商品を買ってしまうことが増えた

5 会計時に小銭を使わなくなった（計算が面倒に感じる）

6 外出が減った

7 服装など身の回りに無頓着になった

8 趣味が楽しめなくなった

9 家電製品などのスイッチ操作にまごつく

10 水道水を出しっぱなしにする

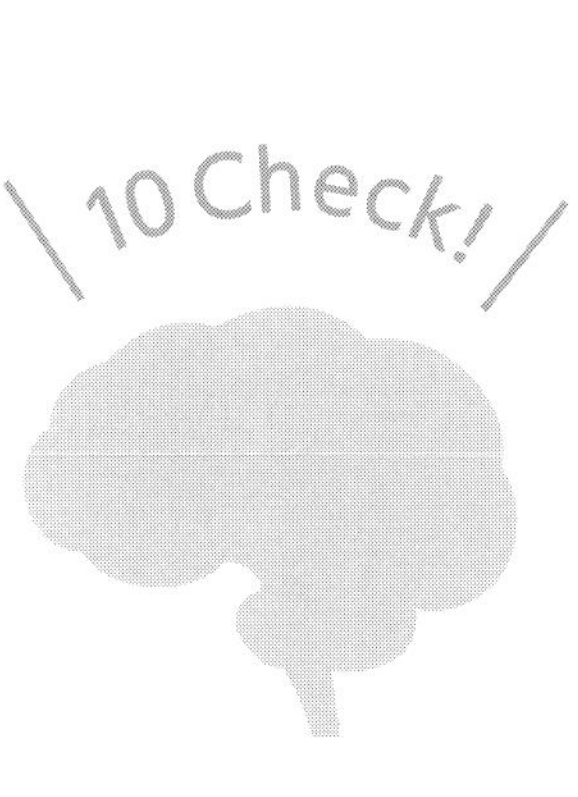

いかがでしょうか。３つ以上当てはまる人は、ＭＣＩに該当する可能性があります。たった３つ？　と思われるかもしれませんが、これはあくまでも目安です。正常な人でも、疲れている時にやってしまうことはあります。

ここ数ヵ月、３つ以上の項目が当てはまる状況が続いているという人は病院を受診してみるのもよいでしょう。

自分でできる簡易チェック法②
背中に「ス」「マ」「ヌ」の文字を書いてもらって当てる

近くにいる人にお願いして、以下のように、自分の背中に「ス」「マ」「ヌ」のいずれかの文字を指先で書いてもらい、その文字が何かを当てます。6回行い、正解率が50％以下ならばＭＣＩの疑いがあります。

これは、認知症の症状の特徴に、感覚の情報が脳にしっかりと届きにくくなることがあり、スマヌの文字の止めや払いの細かな位置や長さなどの情報がわかりにくく感じることから判断しているものです。

このようなテストは、不安を感じている方に、早期発見を意識していただくことが目的なのです。

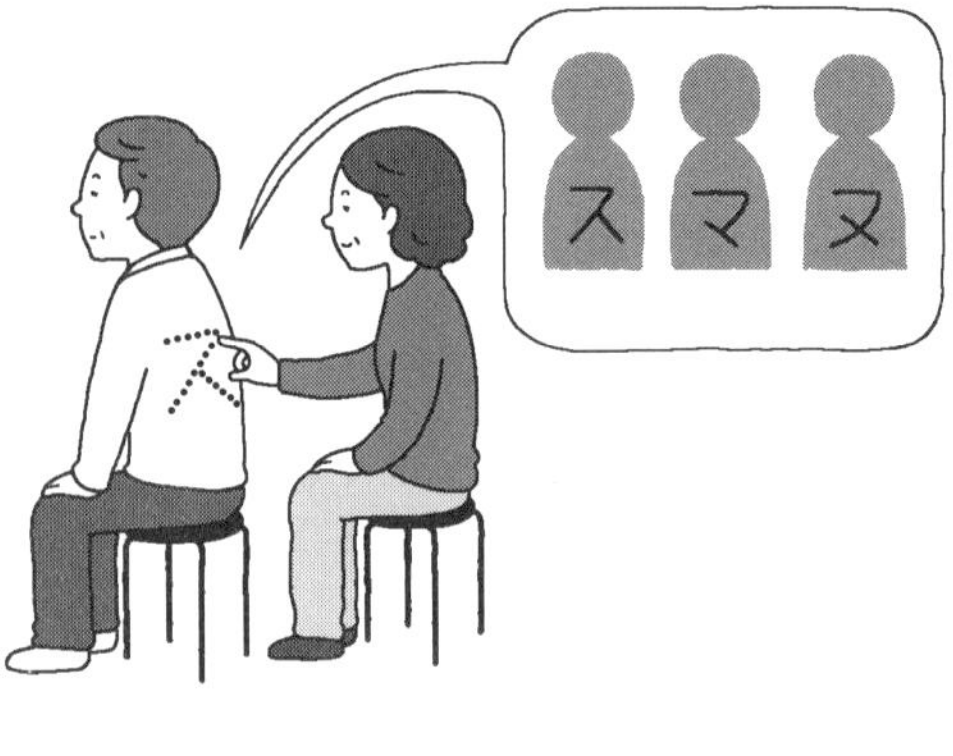

MCIは認知症発症の前兆？

軽度認知障害（Mild Cognitive Impairment＝以下、ＭＣＩ）とは、もの忘れの自覚症状があるけれど、認知症ではなく、しかし正常とはいいきれない「グレーゾーンの状態」のことです。

認知症という言葉の定義は、「認知機能の障害によって、生活に支障をきたすようになった状態」で、具体的には、もの忘れが増え、進行するとともに、買い物や食事の準備、食事をすること、仕事をすること、電話をすること、友人と会うこと、入浴や排せつなど、生活の多くに支障が生じます。発症すると、進行を緩やかにしたり、症状の一部を抑えたりすることはできますが、正常な状態に戻すのは難しいのが現状です。

この認知症に至る前に、必ずあるのがＭＣＩです。正常からいきなり認知症に至ることはなく、とくにアルツハイマー型認知症の場合、必ずＭＣＩを経て認知症があらわれます。ＭＣＩの段階では、新しいことを覚える能力は弱ってきますが、他の能力はおおむね正常で、生活にも多くの支障は生じません。

ＭＣＩは、もともと早期発見、早期治療の考え方から出てきた言葉です。認知症は、今のところ、発症すると、根本から治す薬がありません。そのため、「認知症発症の前段階で芽をつまなければならない」という発想からＭＣＩの概念が生まれたのです。

認知症に移行するコンバーター、正常に戻るリバーター

ＭＣＩの状態から認知症に進行することをコンバートといい、コンバートする人をコンバーターといいます。

ＭＣＩの段階で踏みとどまり、認知症を発症しない人もいます。また、認知症と診断されたけれど、翌年に再検査してみたら「正常ですよ」と言われる場合もあります。こちらはリバートといい、正常に戻った人のことをリバーターといいます。

「ＭＣＩと診断されても、正常に戻れるのはどのような人ですか?」と言う質問に対する明確な答えは、残念ながらまだありません。世界中の研究者が最も知りたいところです。

私も、「もしもＭＣＩと診断されたら何をしたらいいですか?」と、聞かれ続けてきました。ですから、私は、ライフワークとして認知症の有効な予防法を考えていくことに力を注いでいきたいと思っています。

ＭＣＩの現状を説明しましょう。ＭＣＩは、認知症ではないけれど正常とは言い切れないグレーゾーンの状態ですから、世界的に病気とはみなされていません。

これが何を意味するかというと、例えば現

MCIを診断された人が認知症にコンバートする割合

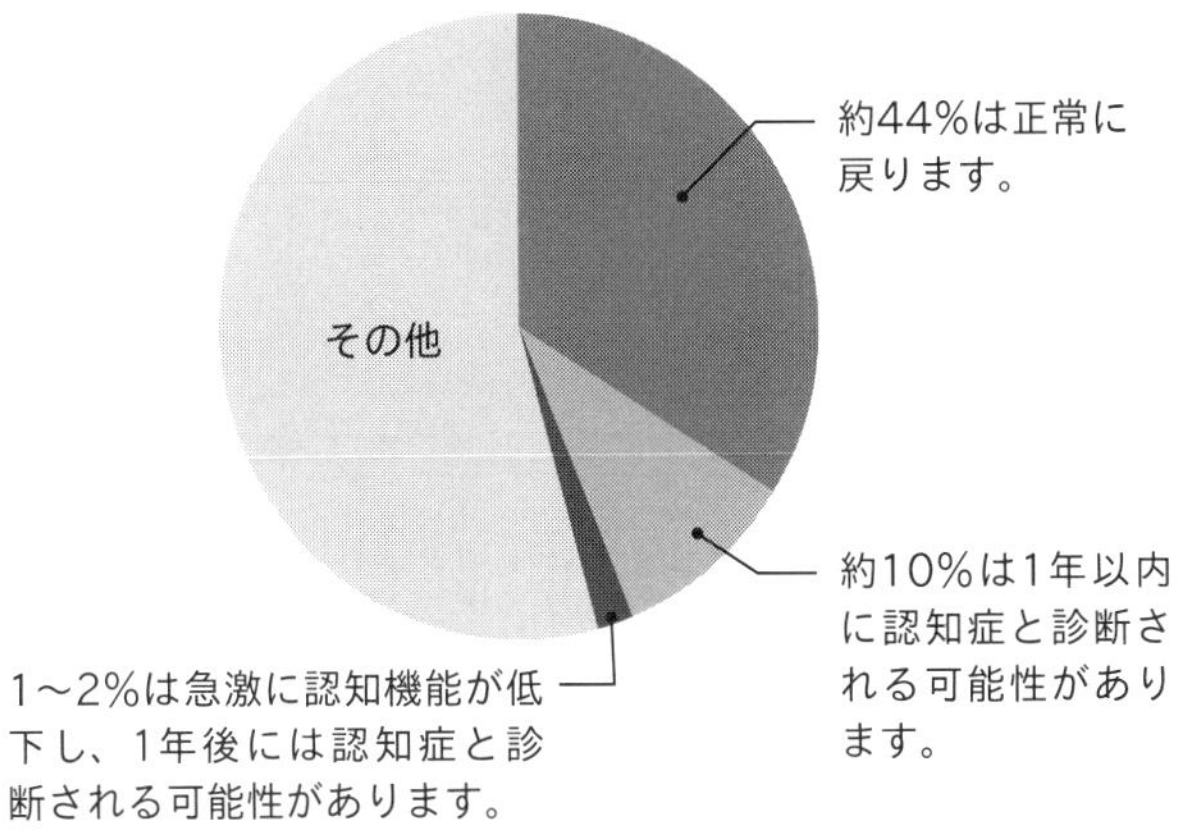
約44%は正常に戻ります。
その他
約10%は1年以内に認知症と診断される可能性があります。
1〜2%は急激に認知機能が低下し、1年後には認知症と診断される可能性があります。

実的な話では、日本国内では、ＭＣＩと診断されたとしても治療の際に健康保険は適用されません。認知症患者は４６０万人、ＭＣＩの該当者は４００万人（平成24年10月現在）といわれています。この膨大な人口に、厚生労働省が保険適用をすることは、財政的に当分ありえないでしょう。

このようなグレーゾーンの段階で、患者さんに告知するのはとても難しいものです。今すぐ、薬や手術が必要な病気ならば、「この薬を処方します。しばらく様子をみましょう」、「手術が必要です」などと治療方針を示していくことができます。

しかし、ＭＣＩは病気ではないので、診断基準や治療方針が確立されていません。そのため、**「認知症に移行するかもしれない可能性のあるグレーゾーンの段階」から「正常に戻す」ことが目的**になります。

「今は問題ありませんが、あなたは認知症になる可能性があります」と医師から言われたら、どなたでも怖いと感じることでしょう。病は気からで、心身に悪い影響を及ぼしかねません。

ですから医師は、ＭＣＩの疑いがある患者さんに対して、生活習慣などの改善すべき点を指導して、「しばらく様子をみましょう。また来年、来てください」と言う場合もあります。これは、継続的な食生活の改善や運動をしながら経過をみることで、本当に改善する場合があるからなのです。

また、実際にＭＣＩから正常な状態にリバートしたという報告もあります。ただし、ＭＣＩの診断は、医師によって異なる場合もあり、例えば、実際はうつ病だったにもかかわらず、誤ってＭＣＩと診断されて、1年後の再検査で、「正常に戻りました」と言われている例もあります。

グレーゾーンの幅の中で、どちらにも転ぶ可能性があるのがＭＣＩです。だからこそ、ＭＣＩの人、そして物忘れが増えてきて、ＭＣＩの可能性があると感じている人は、今すぐにでも対策が必要なのです。筋力を鍛えると血流が改善して、脳に栄養が行き渡ります。ビタミン豊富な食事や人との交流は脳に刺激を与えます。その方法をまとめたものが本書の30ヵ条です。

「健忘型」と「非健忘型」に分けられるMCI

ＭＣＩは、細かくは4種類に分けられていますが、主に「健忘型ＭＣＩ」と「非健忘型ＭＣＩ」の2種類で、その多くは健忘型です。

健忘型ＭＣＩの特徴は、認知症ではないけれど記憶に障害があることで、主にアルツハイマー型認知症、脳血管性認知症にコンバートする可能性があります。

健忘型ＭＣＩから認知症にコンバートする割合は4年間で約50％といわれています。そのなかでも、アルツハイマー型認知症にコンバート率は、約40％とされています。

コンバート率の高いのは、高齢者、女性、ミニ・メンタルステート検査（ＭＭＳＥ）で得点の高い人などがあげられます。

一方、非健忘型ＭＣＩの特徴は、記憶に障害はなく、言葉の大半が「あれ、これ」になる失語や、いつも締めていたネクタイを締められなくなったり、うがいをして水を吐き出すという一連の動作ができなくなる失行などの症状があらわれます。こちらは、レビー小体型認知症や前頭側頭型認知症、脳血管性認知症にコンバートする可能性があるといわれています。

早期診断された患者さんの3種類の反応

もしも、あなたがMCIだと診断されたら、どのような反応をすると思いますか？

告知された患者さんの反応は、大きくは「絶望型」、「否認型」、「徹底抗戦型」の3つに分かれます。

絶望型は、その名の通りひたすら絶望する人です。悲観し、希望を持てなくなってしまうのです。不眠や意欲低下などがみられる場合もあります。ただしこれは、認知症が原因というよりはうつが原因だと思われますので、うつが改善することで状態が変わる場合もあります。

2つめは、否認型です。告知を受け入れず、目を背けて、意識下に追いやってしまいます。なかには、そのまま放置して、病院に行かない人もいます。

3つめは、徹底抗戦型です。食べ物、運動など生活習慣の改善や休養の仕方など、あらゆることを試す人です。

しかし実際には、人間は単純ではありませんので、気持ちは常に揺れ動きます。告知されたときには「徹底抗戦するぞ」と思っていたとしても、少し時間が経つと不安に感じて否認型になったり、逆に、最初は絶望したけれど、気持ちが落ち着いてきて徹底抗戦型になったりします。ウエイトは個々で異なりますし、その決意が揺れ

MCIを告知された患者さんの3種類の反応

否認型

受け入れることをせず、意識下に追いやってしまい、その後病院に行かない人もいます。

絶望型

その名の通り絶望し、なかにはうつに至る人もいます。

徹底抗戦型

食べ物、運動、休養の仕方など、あらゆることを試す人もいます。

動くのは当然のことです。

こんなときに重要なのは、同じ境遇にいながら、勇気を持って戦っている友人の存在です。共に戦う人との交流によって、気がついたら徹底抗戦型になっているということは多々あることです。絶望していたとしても、友人が懸命にリハビリに取り組んでいるのを見て、心を打たれ、自分もやってみようという気持ちになった人がたくさんいらっしゃいます。

そして、もう1つの重要な事柄は、本当に効果のあるリハビリを我々医師や医療関係者が開発することだと思っています。現在、脳の活性化に有効であるとされているのは、デュアルタスクです。これは、2つの別々な課題を同時に行うことで、脳に刺激や混乱を与えて、脳をフル回転させるプログラムです。

とくに、4章で紹介するシナプソロジーでは、スポーツ関係者、医療関係者などが、現場での経験や患者さんの反応、経過などを見続けてきた中で、有効とみなした運動を紹介しています。

「転ぶな、風邪を引くな、義理を欠け」

どの病気においてもいえることですが、予防の大切さが重要視される時代になりました。

安倍総理の祖父にあたる岸信介元総理大臣は、「転ぶな、風邪を引くな、義理を欠け」と言っていたそうです。これは実に名言だと思います。

例えば義理を果たそうと冬の夜にお通夜などに行くと、寒い中、屋外で待たされたりすることがあります。こういう場で、風邪を引いたり、心筋梗塞になる可能性だって十分にあります。転倒、骨折して、足腰に支障が出るかもしれません。そしてこれが、認知症の引き金になることはしばしばあることなのです。

同様のことは、永六輔氏も語っています。「年をとったら、転ばない　風邪ひかない　喰いすぎない　これで十年は長生きします」（永六輔『大往生』）。

いくら、医学や治療の分野が進歩しているからといっても、病気になってからでは、とくに、発見されるタイミングによっては時すでに遅し。大病に薬なしといって、病気が進行して重症化してからでは、どんなに優れた薬でも、その効果を発揮することはできません。先憂後楽《せんゆうこうらく》。予防こそが、健康を保つ一歩なのです。

20〜30年かけて顕在化する認知症は予防が有効

もの忘れの自覚があり、その他、Ｐ22で紹介した簡易チェック法①で当てはまる項目が多い人は、ＭＣＩと診断される可能性がある状態です。

しかし、ＭＣＩや認知症の病気のメカニズムが、原因や仕組みなど病理学的に起こり始めているといえるのは、もの忘れが増え、周囲の人も気づくくらいのいわゆる「ボケがきた」という状態の20〜30年前だといわれています。つまり、認知症は20〜30年をかけて顕在化するのです。

それだけ長い時間をかけて認知症に至るということは、急性の病気と比べると、アルツハイマー型認知症や脳血管性認知症は、対策を練る時間のある病気だといってよいでしょう。

認知症予防の基本は、規則正しい食生活や適度な運動です。これだけ聞くと、他の病気と同じだと感じる人も多いと思います。まさにそのとおりです。生活習慣病、がん、認知症。これらは、何か1つの原因で起こるわけではありません。原因となるさまざまな要素が、長い時間をかけて蓄積されていくものです。それは、私たちの体が歳を重ねるとともに新陳代謝をする力が弱まり、いろいろなものをためこみやすくなっていくからです。

本書の30ヵ条は、運動、食事、日常生活の過ごし方、そして2つ以上の課題を同時に行うデュアルタスクについて紹介しています。楽しみながら脳を活性化させる遊びなども取り入れています。

これらは、認知症予防だけでなく、多くの場合が健康になり、結果的に気持ち良く過ごせます。ご自身のメンテナンスにもなるでしょう。

体に不調があると、そのことにとらわれて何事にも集中できません。健康だからこそ、気持ちよく過ごせるのです。

1章

「運動」で血流促進

毎日少しずつ身体を動かして運動するのがよい。同じ場所に長く坐っていてはいけない。食後の散歩はとくに必要で、庭の中を数百歩しずかに歩くだけでもよい。雨の日には、室内を何度もゆっくり歩くがよい。こうして毎朝毎晩運動すれば、鍼《はり》・灸を使わないでも、飲食はすすみ気血の滞りがなくて病気にかからない。鍼・灸をして熱い思いや痛みに堪えるよりも、さきにいったような運動をすれば、痛い思いもせずして楽に健康をたもつことができる。

（貝原益軒）

これは、江戸時代の儒学者で本草（漢方）学者、貝原益軒の『養生訓』（巻第一・十七）に出てくる一文で、毎日、働き、運動をすれば、血行がよくなり、健康は保てるという内容です。

健康維持を目的とした運動というと、以前は、有酸素運動一辺倒で、筋トレは「ほどほどに」、さらに「有害である」という意見もありました。しかし、そこに具体的な根拠はなく、概ね「お年寄りは控えたほうがよい」、「心臓に負担がかかる」

など、安全面を重視する意味合いでいわれていたように思われます。

現在では、筋トレは、脳の活性化に有効であることが報告されています。その理由は、運動をすると血流がよくなり、脳まで血液とともに栄養（ブドウ糖）や酸素がいきわたり、神経伝達物質のシナプスを増やすということです。また、日々の疲れや不調、違和感など、体からのサインをキャッチしやすくなります。

認知症になると、歩き続けても疲れを感じにくくなったり、強めの筋トレをしても筋肉痛にならない場合があります。疲れを感じにくいと聞くと、良いことのように思われるかもしれませんが、けっして「疲れにくい」のではなく「疲れを感じにくい」状態なのです。これは、感覚が鈍化しているためです。道に迷い、夜通し歩き続けても疲れを感じないという人もいます。足に傷があったり、転倒しても痛みを感じない場合もあります。このとき、感覚の情報が脳に届きにくくなっている可能性があります。しかし、運動で体に適度な負荷をかけて、脳や神経を刺激すると、感覚の情報が脳にしっかりと届くように改善します。

ただし、心臓、関節などに持病がある人は医師と相談してから行いましょう。

第1条 有酸素運動をいつやるか「決める」

適度の運動は、健康を生み、育て、長もちさせる。

（アリストテレス）

有酸素運動には、ウォーキング、ジョギング、サイクリング、水泳などがあります。全身に適度な負荷がかかり、呼吸はハーハーと少し上がる程度の運動量で行うと、体内に酸素を取り込まれ、その酸素を使って体脂肪が燃焼します。

水泳以外は、手軽でいつでもできるものばかりです。しかし、続けている方は多くはありません。重要なのは、「習慣化」させることです。目安は2日に一度、やるからには30分間です。この段階で、忙しい方はハードルが高く感じるのではないかと思います。日中に働いている人ならば、通勤時間、昼休みから捻出したり夕方のどこかで時間を作ったりしてください。なお、あまり遅い時間だと、入眠を妨げますのでご注意ください。

◉実践案

【1】一日の中で、どの時間にやるか「決める」

多くの方にとって、運動することの問題点は、「時間がない」、「続かない」ということかもしれません。有酸素運動の代表は、ウオーキングです。

運動する時間を捻出できなくても、まずは、自分の普段の行動パターンを思い描きましょう。通勤や買い物をウオーキングの時間にしてはいかがでしょうか。

駅までの道や駅構内の階段など歩く時間が最低10分程度でもかまいません。会社勤めの方ならば、昼休みに15分ほど、会社の周辺を歩く時間に。無理ならば、「会社が休みの日の午前中」などを運動する時間に決めてしまいましょう。

【2】ウオーミングアップを忘れずに

運動を久しぶりに始めると、最初から頑張りすぎてしまうものです。ウオーミングアップは必ず行うようにしましょう。体を温め、ケガの予防につながります。

第2条　筋トレで基礎代謝を高める

頭は筋肉と同様、鍛えるほど強化される。

（トーマス・エジソン）

有酸素運動が全身運動で脂肪を燃焼させる効果があるのに対して、筋力トレーニングは、筋肉そのものを強化し、増やします。基礎代謝が高まるので、安静時でも代謝するエネルギー消費量が増え、太りにくい体になります。

若い頃は、運動してすぐに筋肉痛になったのに、年を重ねたある日、筋肉痛が翌日に来たという経験はないでしょうか。痛みを感じるかどうかは、認知症において、注目すべき要素です。

認知症が進行すると、転倒してケガをしたり、道に迷って歩き続けて疲れているのに、苦痛を感じないことがあります。徘徊で、夜通し歩き続け、驚くほど遠くまで歩いていった、という例もありますが、これも疲れや痛みを感じなくなっているためです。運動を続けることで、感覚の情報が脳に届くようになります。筋肉の痛みや刺激を強く感じられるようになってきたら、脳と体の神経がつながってきたという証《あかし》でしょう。

◉実践案

【1】やる日を「決める」

有酸素運動の効果が得られる目安は2日に一度ですが、筋トレは、1週間に一度程度でも十分。週に一度は、時間を作るようにしましょう。

【2】普段使わない筋肉を動かす

デスクワーク、体を動かす仕事の人、主婦の人は、それぞれの仕事の中で、たいていは体の同じ部分のみを動かしている人が多いのではないでしょうか。筋トレをする際は、普段、使っていない部位の筋肉を意識して動かすようにしましょう。

第3条　上達を目指してトレーナーにつく

ゲームのルールを知ることが大事だ。そしてルールを学んだあとは誰よりも上手にプレイするだけだ。

（アルベルト・アインシュタイン）

トレーナーについて運動している人は、まだ多くないかもしれません。以前は、プロのスポーツ選手などのための存在でしたが、現在では、多くのスポーツジムにパーソナルトレーナーがいます。

時間に余裕のある方、もしくは、すでに運動の習慣があって、もう一歩先に進みたいという方は、トレーナーについてみてはいかがでしょうか。

とくに、筋トレは、トレーナーの指導が有効です。我流で行っていたことの誤りを正したり、よりよい方法を知ることができますし、効果をよりてきめんに感じることができます。なによりも、個人差のある私たちの体に対して、何をすべきかベストな方法を考えてくれるというメリットがあります。

筋トレは、なんとなく行うのと、理論を学び、実践経験を積んだ人とでは、成果に大きな違いがあります。

◉実践案

【1】目的、目標をトレーナーに相談する

下手の横好きでも続けられればよいのですが、一時的には没頭しても、あきたり、ふと嫌気が差してやめたり、続かないことがあります。また、我流では上達に限界があります。

上達すると、またやりたくなるものです。週に一度は運動しているという人、もしくは、運動しても続かないという人は、できれば次のステップアップとしてトレーナーについてトレーニングすることをおすすめします。

第4条　睡眠で記憶を固定させる

健康に良いことはだいたい嫌われるものだが、人が唯一好むものがある。それは、心地よい夜の眠りだ。

（E・W・ハウ）

私たちの脳は、私たちが眠っている間も活動しています。とくに、大脳皮質の神経細胞は、眠っているときのほうが活動しています。しかもそれは、「深く」眠っている時間で、記憶を整理したり、余計なものを排泄したりして働いています。

年を重ねると、夜中に何度か目覚めてしまう、トイレに起きてしまうということが増えます。実際、認知症の初期の段階で、睡眠が乱れることもあります。

「睡眠の質が低下したような気がする」と言う人もいますが、実際に、質をはかるのは難しいものです。しかし、「睡眠効率」ならば、ある程度具体的になります。

私たちは、布団に入ってからすぐ寝入るわけではありません。考え事をしたり、読書をしたり、携帯電話を見たりしているうちに、1時間ほど経ってしまったという経験はどなたにもあるのではないでしょうか。

下の計算式をご覧ください。重要なのは、本当に眠っている時間をどれくらい取れているかという「睡眠効率」です。

たとえ眠れなくても、布団の中で体を休めることも大切ですが、ここで、実際に眠っている時間に注目する理由は、睡眠と記憶が関係しているためです。

勉強したことが頭に入るのは、睡眠によって記憶が固定されるからです。逆に、徹夜して勉強しても、記憶は固定されずボロボロと抜け落ちてしまいます。その理由は、「記憶を固定する波」の存在です。

睡眠効率の計算式

（例）

$$\frac{\text{6時間（実際に眠った時間）}}{\text{8時間（布団に入っていた時間）}} \times 100 = 75\%$$

私たちが寝ている間に、レム睡眠とノンレム睡眠をセットに90分〜100分間隔で繰り返していることは知られています。

レム（REM）とは、急速眼球運動(Rapid Eye Movement)の頭文字です。体は眠っているけれど、眼球や顔の筋肉が細かく動き、脳が活動している状態です。

レム睡眠は主に浅い眠りです。ノンレム睡眠は、徐波睡眠《じょはすいみん》（スローウエーブスリープ）ともいわれていて、基本的には深い眠りですが、その中でも睡眠の深さが1〜4段階に分けられています。

ノンレム睡眠の一番深い眠りは第4段

睡眠中に記憶が固定される様子

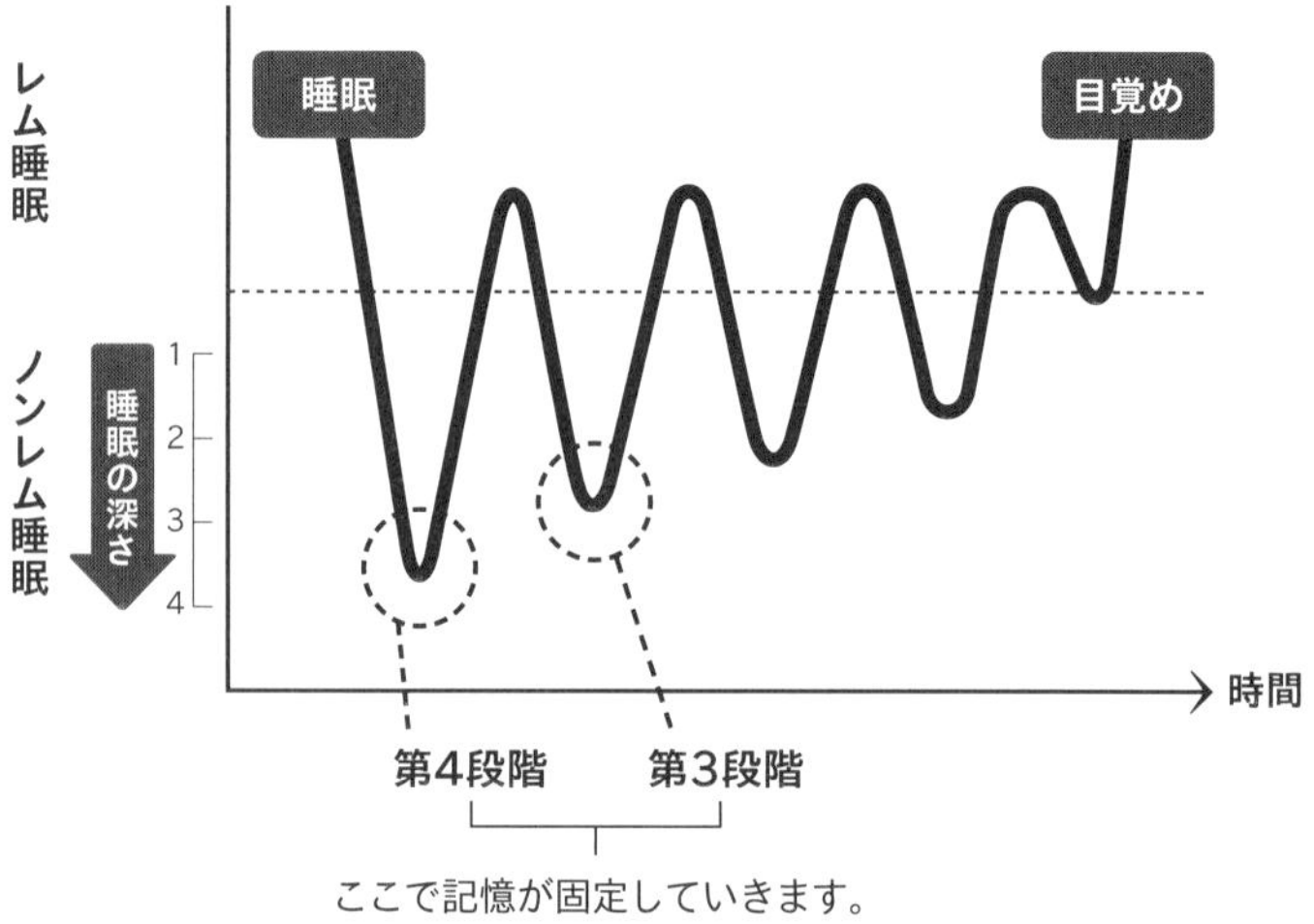

階です。最近の研究結果から、記憶を固定する波は、ノンレム睡眠の第3、4段階にあたる段階に出ていると考えられています。つまりこの段階が、記憶を固定するのに大事なのです。

不思議なのですが、アルツハイマー型認知症の人の睡眠中の脳波を見ると、この第3、4の脳波が減っています。つまり、眠りが浅く、記憶を固定する睡眠が得られていないのです。反対に運動の習慣がある人には、逆にこの波が多いのだそうです。ですから、記憶の固定という目的においても、睡眠を深くするうえでも運動は大切なのです。

◉実践案

【1】同じ時間に起床する

最適な睡眠時間には個人差があります。必ずしも、一般的にいわれている6時間、7時間睡眠を守らなくても、起きたときに頭がすっきりした感覚、疲れがたまっている感覚がないのであれば、5時間、6時間でもよいでしょう。

重要なのは、自分にとって快適に過ごせる生活パターンを見出すことです。夜は、毎日同じ時間に寝ることができない日もあるでしょうし、毎日、同じ時間に寝つくのは難しいでしょう。

まずは朝起きる時間を決めて、ずらさないようにしましょう。

【2】必要に応じて1日30分以内の昼寝時間を作る

「寝なくても大丈夫」と言う人がいます。睡眠時間が短かったことで知られているナポレオン・ボナパルトは、「(睡眠時間が) 3時間は勤勉、4時間は常識、5時間は怠惰」と言ったそうですが、真偽は定かではありませんし、馬上などで居眠り、仮眠をとっていたという説もあります。

認知症予防のひとつとして昼寝が有効であるといわれていますが、そもそも外で働いている人に昼寝をすすめるのは、現実的ではありません。若くて元気なうちは、必ずしも、昼寝の時間を30分確保する必要はないでしょう。

ただし、すごく疲れている日、眠くて仕方がない日、疲労が蓄積していると感じた日などは、昼休みなどに少しでも時間を作って、寝ることをおすすめします。時間は30分程度に収めてください。1時間以上になると、生活のリズムが狂い、夜、ぐっすり眠れなくなってしまいます。

【3】夕食後は運動を控える

いつもと同じ時刻に布団の中に入っても、なかなか寝つけなくて、寝ようと意識しすぎてかえって眠れなくなり、携帯電話を見たり、本を読みだして、気がついたら明け方だったという経験はないでしょうか。

夜、速やかに入眠するためには、運動は、できれば夕食前までにすませることをおすすめします。

運動をすると心拍数が上がり、体は興奮状態になります。このとき、脳からドーパミン、β《ベータ》エンドルフィン、ノルアドレナリンといったホルモンが分泌されることで高揚感、興奮などが生じます。

興奮やリラックスには、自律神経が関係しています。自律神経は、心臓を動かしたり、発汗させたりするなど、意思とは関係なく作用し、身体のさまざまな機能を調節する神経です。自律神経には交感神経と副交感神経があり、交互に働きバランスをとっています。

高揚感があるときは、交感神経が優位になっている状態です。交感神経は緊張したり、体が活発なときに活動する神経です。

副交感神経はその逆で、リラックスしているときに働きます。食事中、睡眠中も副交感神経が働きます。ですから、夕食後のゆったりしている状態のあとに運動をして興奮状態になると、交感神経が活発になって、すぐには眠れなくなってしまうのです。

2章

脳を健康にする「食事」

ひとは毎日飲食しないことはない。たえず慎んで欲を自制しなければ、度をすごして病気になる。古人はいう、「禍《わざわい》は口よりいで、病は口より入《いる》」、と。口から出し入れするものは、つねに注意しなければならない。

（貝原益軒）

食べ過ぎたり、偏った食べ物ばかりをとらないようにすれば病気を生じさせることはない、という『養生訓』（巻第三・二）です。

私たちの体は、私たちが口から入れた食べた物でできています。食べ物の質や量などによって病気になることもあります。

何を食べるかを選択し、適量をバランスよくとることとは、健康維持のために自分でできるもっとも手軽な方法です。認知症だけでなく、糖尿病、がんなど生活習慣病（p84参照）の予防にもなります。ぜひとも食事には気を配りましょう。

第5条 腹八分目で標準体重を維持する

餓死する者はめったにいない。うまいものを食べすぎ、そして働かないために病死する人のほうがはるかに多い。

（レフ・ニコラエヴィチ・トルストイ）

現在の体重と20代の頃の体重では、どのくらいの増減がありますか？「10kg以上増えた」という人は、次ページの肥満度を示すＢＭＩ（Body Mass Index）の数値をもとに、少し痩せる努力をしてみてください。

「食べるのが何よりも楽しみ」、「つい食べ過ぎちゃって……」と言う人は多いと思います。「現代人は食べ過ぎである」ことが問題視されている昨今。断食や糖質オフをすすめる健康法、治療法も出ています。何事も極端なことはおすすめしませんが、観葉植物に水をやりすぎると根腐れしてしまうように、食べ過ぎはよくありません。腹八分目に医者いらず、は基本です。

しかし、食べるのが好きな人にとって「腹八分目」は、意外と難しいものだと思います。「今日こそは食事を控えめにしよう」と思いながら、気がついたら満腹になっている」ということはないでしょうか。

これは、食べた量に対して、脳が満腹を感じるまでにタイムラグがあるからです。食欲をコントロールしているのは、脳の視床下部にある摂食中枢と満腹中枢という器官です。摂食中枢が「食べよう」と指示をし、食事をして満腹中枢が「もうおなかいっぱい」だと判断すると食欲にブレーキをかけます。食べ始めてから満腹を感じるま

BMI

体重(kg)÷(身長(m)×身長(m))

●BMI　18.5未満

標準よりも痩せています。食欲不信がある人は、食事を見直し、適度な運動をするように心がけましょう。

●BMI　18.5〜25未満

体重は標準の範囲内です。ただし、体脂肪率の高い「隠れ肥満」の可能性もあります。運動不足が気になる人は、適度に運動しましょう。

●BMI　25以上

肥満気味で、さまざまな生活習慣病を引き起こす可能性があります。食生活を見直し、運動を取り入れて体重の管理に努めましょう。

では、15分から20分ほどの時間がかかります。

満腹中枢は血糖値の上昇によって反応します。血糖値は、食べ物が口から入ると、栄養成分が体内で分解され、血液中にグルコース（ブドウ糖）が増えることで上昇します。このグルコースが満腹中枢を刺激して、おなかがいっぱいだと感知するからブレーキがかかるのです。

腹八分目を実践するためには、まずは意識することが大切です。単純なことですが、そのためにしていただくとよい例を紹介しましょう。

◉実践案

【1】定期的に体重を記録する

毎日、同じ時間に体重を測ることをおすすめします。しかし、時間がない人もいるでしょう。また、体重を気にし過ぎることでストレスとなり、痩せすぎやヤケになっての過食に繋がる人もいるかもしれません。

そのような人は、例えば、一日置き、もしくは週末だけなど、定期的に同じ時間に測るというのでも十分です。それを記録しましょう。

【2】腹七分を目安にして、食事の量を見直す

「つい食べ過ぎてしまう」という人は、満腹中枢が満腹を感知する前に、腹八分以上の量の食べ物を口にしている可能性があります。腹七分の段階で止めてみてください。

例えば、主食にご飯を食べている人は、普段、自分がご飯を何g食べているか一度測ってみてください。量を具体的に把握することは大切です。また、朝食や夕食用の皿を決め、その皿に盛りつけられる分だけを食べると決めるのもよいでしょう。食べ過ぎを控える意識が働きます。

【3】ゆっくり咀嚼し、食べ終えるまでに最低15分はかける

食事時間は、最低でも15分はかけましょう。食事を目にすると、とくに空腹時は気持ちが盛り上がって、食べるスピードが速くなりがちです。最初の3口は、とく

に「ゆっくり、よく噛む」ことを意識しましょう。3口とは、わずかなことのようですが、その後もゆっくりよく噛もうという意識がしばらく続きます。

よく噛むと、唾液が出ます。唾液の99％以上は水分ですが、その残りの部分に、アミラーゼ、マルターゼ、リパーゼという消化作用を持つ酵素が含まれていて、脂質や糖質を分解するために働きます。

【4】食べ過ぎた日の翌日は、調整日とする

食べ過ぎた際に、「もういいや」とヤケになって日頃の節制を忘れてしまうことはありませんか。節制ばかりではストレスも溜まりますので、ときにはたくさん食べる日があってもよいでしょう。

そんなときに大事なのは、次の日の食事のとりかたです。翌日の朝食は水分補給や味噌汁だけにしたり、昼食を減らしたりして調整します。胃や腸は空腹時に働きます。胃腸が正常に働けるように、空腹の時間を作るのは大切です。

コラム

●アルツハイマー型認知症の初期は痩せる？●

第5条では、「太らないように注意」とお話ししましたが、痩せることが危険信号の場合もあります。それは、胃腸など消化器系の病気やアルツハイマー型認知症（p142参照）の可能性がある場合です。

アルツハイマー型認知症では、とくに初期は痩せる傾向にあります。理由については諸説ありますが、そのひとつに、認知症の人の脳はエネルギーを大量に使うということがあげられます。体全体の中で一番エネルギーを使うのは、実は脳です。普通ならば、少し考えると答えが出るのに対して、もの忘れが増えてくると、頭の中で思考が空回りして、迷い迷ってやっと答えが出たり、答えが出なくてイライラしたりします。このとき、脳ではより多くのエネルギーが使われ、消耗するために痩せる可能性があるのです。

なお、このような状態は、アルツハイマー型認知症の中でも初期に起こることです。進行すると、頭をうまく働かせることが難しくなって太ったり、満腹中枢の感覚が弱くなってたくさん食べるようになる人も少なくありません。

第6条 バランスのよい食事をとる

バランスというのは左右だけじゃない。上下も、過去未来も……。バランスをとってなきゃァ。

（永六輔）

「昨日のお昼、晩は、何を食べましたか？」。ここですぐに答えられないと、認知症の症状のひとつである「最近のことが思い出せない」という項目に該当しているのではないかと心配する人もいるでしょう。しかし、忙しいときに、昨晩、食べたものを思い出せないことはあります。普段は思い出せる、という人や、序章の簡易チェック法でＭＣＩの疑いがない人はさほど気にしなくていいでしょう。

ここで確認したいのは、昨日、１日の間に食べた食材が何品目かということです。

かつて、「１日30食品（品目）の摂取を目標にするとよい」と言われていました。

これは、1985年に、厚生省（現、厚生労働省）が「健康づくりのための食生活指針」で策定したものです。30という具体的な数字はわかりやすく、すぐに浸透しました。しかし、「30品目を揃えなければいけない」と神経質になる人がいたり、食品数を増やすために食べ過ぎに繋がるという例がありました。

その後、2000年に、厚生労働省、農林水産省、文部省（現、文部科学省）が共同で策定した新しい「食生活指針」の中では30の数字は消え、「主食、主菜、副菜を基本に、食事のバランスを」、「多様な食品を組み合わせましょう」と記載されています。

現在では、穀物、野菜と果物、乳製品、豆類などを組み合わせ、偏りのない食品を選ぶことを推奨しています。これで、炭水化物、タンパク質、ビタミン、カルシウムなどをバランスよく摂取できます。

◉実践案

【1】よく食べている料理の食材が何品か数えてみる

自宅でよく作る料理、外食でよく注文する料理があると思います。その料理がおよそ何品の食材を使っているか数えておきましょう。

また、朝食に定番のメニューがある人は、食材の品数を把握しておきましょう。例えば朝食は、和食ならば、ご飯、味噌汁（豆腐、ワカメ、ネギ）、目玉焼き、ホウレンソウのお浸し、洋食ならば、パン、オレンジジュース、ヨーグルト、ゆで卵、トマト、リンゴで、それぞれ6品ですので、例えば昼食で牛丼を食べるならサラダを足したり、間食にナッツを食べたりして、品数を調整しましょう。

要は、今、自分が何品程度の食材をとっているかを把握し、調整することが重要なのです。

【2】自分にとって栄養補給できる定番食材、料理を決めておく

貧血気味、便秘気味など、みなさん自分の体調の傾向があると思います。普段から、その部分を補強できるような食材を調べておくとよいでしょう。

「品数を増やし、バランスをよくする」というと、手間だと感じる人もいるかもし

れません。

しかし、納豆や豆腐、プチトマト、チーズ、ナッツも一品です。これらは、タンパク質やビタミンが豊富ですし、茹でるだけ、電子レンジで加熱して調味料で和えるだけというような、簡単な方法で食べられます。

もちろん、市販のお惣菜を買うのでも構いません。

【3】そのまま食べても美味しい良質なタンパク質、脂質を含むチーズ、ナッツ

チーズやヨーグルト、イワシなどの乾燥小魚、アーモンドやクルミなどのナッツ類は、栄養価が高く、そのままでも美味しくいただけます。小腹が空いた際にお菓子に手を出してしまうという人、つまみにスナック菓子に手が出てしまうという人は、高脂肪、高カロリーなお菓子に手を出す前に、ナッツやチーズなどをとるようにするのもよいでしょう。

コラム

●バランスよく食べることでリスクを回避●

毎日のように、「この食材がよい」、「病気改善の効果が期待できる」という情報を目にします。実際に有効な情報は多数ありますが、一方で、今までよいと考えられていた食品が、新たな実験結果によって評価が変わり、ときには、リスクがあると報告される場合もあります。

例えば、アルツハイマー型認知症では、アミロイドβ《ベータ》の蓄積が増えると毒性を持って神経細胞を殺しますが、マウス実験のレベルでは、このアミロイドβの蓄積を、カマンベールチーズが緩和するという研究報告があります。表面の白カビは酵母の一種で、脳内の老廃物を除去するミクログリアという物質を活性化させるのに有効だというものです。好きな人にとっては嬉しいニュースかもしれません。

しかし、どんなに栄養価の高い食品でも、偏って摂取すれば体に変調を及ぼす可能性があります。やはり、バランスよく食べることこそが、体調を整え、病気のリスクを回避する一番の方法です。

第7条　抗酸化作用のある食材、飲み物を選ぶ

休むことはさびることである。

（トーマス・エジソン）

鉄は錆《さ》びると茶色くなり、ボロボロと崩れます。リンゴの皮をむき、塩水や砂糖水につけないでおくと断面が茶色く変色します。これらは、空気中の酸素とリンゴの細胞膜の脂質が結びつき、化学反応を起こして酸化することで起こる現象です。ご存知の人も多いと思いますが、私たちの体も酸化します。シミやシワが出ている状態は、多くの場合、酸化によるもので、その原因は活性酸素です。

「酸化」する流れを説明しましょう。私たちは、日々、呼吸や食べ物などから酸素を体内に取り込んでいます。取り込まれた酸素は、食事で摂取した栄養素を燃やし、エネルギーを作ります。そのごく一部、２％ほどの酸素が活性酸素に変わると

いわれています。

活性酸素が増えすぎると、細菌だけではなく自分自身の細胞を傷つけてしまうことがわかっています。それなら、活性酸素を体に生じさせないようにしたいところですが、食事や呼吸をしないわけにはいきません。

また、活性酸素を生じさせる原因は、体内に取り込んだ酸素だけでなく、ストレスや紫外線、タバコの煙、大気汚染、排気ガス、食品添加物なども含まれますので、普通に生活していれば蓄積されます。

20代ならば、体内の酵素などが活性酸素を除去したり、傷ついた細胞を修復しようと働きます。しかし、40歳前後から修復作業が追いつかなくなり、チリも積もれば山となりで、活性酸素が蓄積されていくのです。この部分は、アミロイドβの蓄積とも通じるものがあります。

活性酸素を減らすためには、酸化を抑える必要があります。それを「抗酸化」と呼びます。抗酸化作用は、後ほど紹介するビタミン、ポリフェノール、フィトケミカルなどの栄養素に含まれています。

◉実践案

【1】抗酸化物質の高いビタミンACE《エース》

抗酸化作用のある食品を一覧にしました（p70参照）。それぞれの栄養素の特徴を意識して、効果的に摂取しましょう。一度にたくさん、ではなく調理法や組み合わせを工夫して継続的に食べるとよいでしょう。

【2】ワインだけではない、ポリフェノールを含む飲み物、食べ物

赤ワインが体によいという情報は、多くの人がご存知だと思います。ブドウの実と皮の間には抗酸化作用があるポリフェノールという成分が豊富です。そのため、ブドウの実を丸ごと使う赤ワインが注目されました。

しかし、ポリフェノールが含まれている食品は、赤ワイン以外にもあります。日本では、抹茶、緑茶、番茶にたくさん含まれているので、どんどん飲むことをおすすめします。健康長寿で知られる静岡県民がお茶をたくさん飲んでいることも、お茶の影響があると考えられています。

野菜ジュースもよいでしょう。最近では、低速ジューサーという家電製品の利用者もいると思います。刃が低速回転して、摩擦熱が発生しないので、ビタミンや酵素が壊れにくいといわれています。よい商品ですが、時間のない人は市販の果汁100%のジュースでも十分です。

水素水も活性酸素の除去が期待できます。商品選びに迷う場合は、水素がより漏れにくいパウチかアルミニウム缶のものをおすすめします。加熱は避け、気体を圧縮して水中に溶けこませているので、すぐに飲むようにしましょう。継続して摂取するならば、家庭用の水素水製造機も市販されています。

そのほか、飲み物以外では、カカオに含まれるポリフェノールも注目を集めています。カカオ含有量の高いダークチョコレートは、東京医科大学病院循環器内科の椎名一紀助教の研究により、血圧を下げる作用があることが医学的に証明されており、高血圧の予防効果があるとされています。

	食材	調理方法
	シソ、モロヘイヤ、ニンジン、パセリ、ホウレンソウ、コマツナ、ピーマン、カボチャ、アシタバ、シュンギク、トマト、スイカ、かんきつ類、ウニ、レバー、卵黄、ウナギ、牛乳など。	油と一緒にとると体内でビタミンAとなり、吸収されやすくなります。ビタミンAは、脂溶性で、とりすぎると体の中の脂にとけて、蓄積され、排出されにくいので気をつけましょう。また、ビタミンEの食材と一緒にとると、抗酸化作用が高まります。
	アーモンド、ピーナッツ、ニンジン、カボチャ、ウナギ、タラコ、アボカド、アンコウの肝、スジコ、キャビア、イクラ、アユ、タラコ、メンタイコ、モロヘイヤなど。	脂溶性で、油脂と一緒にとると抗酸化作用が高まります。
	赤ピーマン、黄ピーマン、アセロラ、パセリ、レモン、芽キャベツ、ピーマン、ゴーヤ、ブロッコリー、モロヘイヤ、イチゴ、ブロッコリー、カリフラワー、ユズ、レモンなど。	水溶性のため、食材を茹でると栄養素が茹で汁に流れでてしまうといわれています。調理の際は、ごく少量の水で加熱できる無水鍋や蒸し器、電子レンジなどの加熱を利用しましょう。汁ごと摂取できるスープ、鍋などもおすすめです。

	ブルーベリー、ラズベリーなど。	
	緑茶、抹茶、ほうじ茶など。	
	ウコン。	
	ゴマ。	
	大豆、豆乳など。	

	サケ、エビ、カニなど。	
	トマト、トマトケチャップ、スイカなど。	

抗酸化作用のある食品

	特徴・効果
●カロテン（ビタミンA）	カロテンは、カロチノイドという赤い色素成分の一種で、その中でももっとも有名なのがβカロテンです。βカロテンは、プロビタミンAといわれ、体内でビタミン Aが不足すると、必要に応じてビタミンAに変化する栄養素です。 ビタミンAは目の健康、皮膚、粘膜を健康に保ちます。粘膜の乾燥を防ぎ、細菌の感染予防、免疫の増強などの働きがあります。
ビタミンE	細胞の脂質の酸化を防ぎ、老化や生活習慣病の予防効果が期待できます。体内の脂質の酸化を防ぎ、活性酸素による細胞の酸化を防ぎ、ガンや生活習慣病の予防効果も期待される大変貴重な栄養素です。体内では生成されないので、食品で摂取します。
ビタミンC	コラーゲンを生成し、血管や皮膚を丈夫にします。鉄の吸収も助け、疲労回復効果もあります。 体内で生成されないので食品で摂取します。とりすぎた分は2、3時間で排出されるので、とりすぎを心配する必要はありありません。ただし蓄積もされないので、日々こまめにとるようにしましょう。

機能性成分（フィトケミカル）の一例

●ポリフェノール類の例

アントシアニン	果実の皮などに含まれるアントシアン色素のうちアントシアニジン（アグリコンと呼ぶ非糖質部分）の配糖体です。目の疲労回復、肝機能の改善などがあると考えられています。
カテキン	水溶性のポリフェノールで、緑茶や紅茶の渋み成分。茶葉に含まれる抗菌、抗ウイルスの作用などがあると考えられています。
クルクミン	カレー粉のスパイスに入っているターメリック（ウコン）に含まれる黄色の色素。肝機能の改善、胆汁の分泌を促進などの作用があるといわれています。
セサミン	血中コレステロールの低下などがあると考えられています。
大豆イソフラボン	更年期障害の緩和、骨粗しょう症予防などがあると考えられています。

●カロテノイドの例

アスタキサンチン	疲労回復、動脈硬化予防などがあると考えられています。
リコピン	動脈硬化、がん、老化予防などがあると考えられています。

【3】単一栄養素のサプリメントの摂取はおすすめしません

サプリメントは、薬ではなく食品に分類されています。1粒でレモン10個分のビタミンCというように、効率よく栄養成分を摂取できると明記したサプリメントがたくさん販売されています。認知症に有効なサプリメントとしては、イチョウの葉、葉酸などがあり、それぞれ作用のメカニズムは違いますが、いずれも抗酸化物質です。

それぞれ優良な商品かもしれませんが、単一栄養素のサプリメントをとると、かえって有害であるという報告があります。なかでも、ビタミンEの摂取に関しては、サプリメントによる摂取はおすすめできません。ビタミンEを用いた研究で、ビタミンEを比較的高容量のサプリメントで摂取した場合と、プラセボ群（ビタミンEを含まない偽薬を服用）とを比較したところ、サプリメントで摂取した群のほうが、統計的に死亡率が高かったことが報告されています。

どうしてもサプリメントをとりたい人は、作用のメカニズムが違う、異なる栄養素のサプリメントを組み合わせるようにしましょう。

第8条　認知症予防が期待できる油脂を選ぶ

一滴の油、これを広き池水《ちすい》の内に点ずれば、散じて満池《まんち》に及ぶとや。

（杉田玄白）

私たちの脳は、味噌ではなく、主に水分と脂肪で構成されています。「魚が頭によい」ということは広く知られていますが、例えば、脳の記憶を司っている海馬や、情報をやりとりする神経伝達物質シナプスには、青魚に多く含まれている油、DHA（ドコサヘキサエン酸）が含まれています。

食べたものは、血液となって全身を巡ります。しかし、脳だけは、関所のような役割をする場所があります。それが、脳に有害な物質の侵入を防ぐ働きをしている血液脳関門です。この関所を通り抜けることができるのは、分子の小さな、例えば、酸素、ブドウ糖、アミノ酸、そして脂肪酸などです。

	青魚 クルミ、チアシード 大豆製品 カボチャの種 エゴマ油、シソ油 亜麻仁油　インカチン油など。 ＊加熱によって酸化しやすいので、そのままとりましょう。ヨーグルトや味噌汁に小さじ１杯程度加えたり、ポン酢と１：１でドレッシングにしたりするのがおすすめです。
	紅花油、大豆油、ひまわり油、とうもろこし油 落花生油、ごま油、クルミなど ＊加熱によって酸化します。ドレッシングなど 生でとるとよいでしょう。
	オリーブ油、なたね油（キャノーラ油） 椿油、マカダミアナッツ、アーモンドなど ＊加熱によって酸化しにくいので、炒め油などにも利用できます。

	牛、豚、鶏などの肉類、乳製品などの脂肪 ラード、マーガリン ココナツオイルなど。

脂質（脂肪酸）の種類

不飽和脂肪酸
動物、植物、鉱物などに含まれる油脂で、常温では固まりません。

多価不飽和脂肪酸 体内で作れないので食物からとる必要があり、必須脂肪酸と呼ばれています。	n-3系脂肪酸	
	●DHA アルツハイマー型認知症を予防する働きがあるといわれています。 ●EPA 血流を改善し、炎症を抑える働きがあります。	
	●**αリノレン酸** 体内でDHA、EPAに変わります。	
	n-6系脂肪酸	
	●**リノール酸** ●**γ-リノレン酸** ●**アラキドン酸** リノール酸、アラキドン酸は体内で合成できない必須脂肪酸です。 血液中の悪玉コレステロールを減らす働きがあります。	
一価不飽和脂肪酸 常温では液体です。	n-9系脂肪酸	
	●**オレイン酸** 血液中の悪玉コレステロールを減らす働きがあります。	

飽和脂肪酸
動植物性の脂肪で、常温でも固まります。

●**パルチミン酸** / ●**ステアリン酸**
●**ミリスチン酸** / ●**ラウリン酸**
悪玉コレステロールや中性脂肪を増やします。
体内で合成できるので、とりすぎに注意しましょう。

脂肪酸は、大別すると「飽和脂肪酸《ほうわしぼうさん》」と「不飽和脂肪酸《ふほうわしぼうさん》」の2つに分けられます。「飽和脂肪酸」は、主に肉類など動物性の脂肪で、常温では固まっています。肉類は重要なタンパク源で必要な栄養素ですが、脂身の部分のとりすぎは動脈硬化の一因といわれていますので、適量を心がけましょう。

「不飽和脂肪酸」は、魚類、植物や鉱物などに含まれていて、DHAなどが代表的です。青魚には、DHAのほか、EPA（エイコサペンタエン酸）も含まれています。どちらも、血液中のコレステロールの量を調整したり、中性脂肪を減らす働きがあるとされていて、DHAはとくに脳を活性化させるといわれています。ただし、魚の油は、加熱によって酸化しやすいので、調理後はすぐに食べるようにしましょう。

揚げ油、炒め油など日常で利用する油では、オリーブ油、なたね油などがおすすめです。加熱しても酸化しにくい特性があり、血液中の悪玉コレステロールを減らす働きがあるオレイン酸を多く含んでいることから動脈硬化の予防も期待できます。

脳に効果的な魚と栄養素

DHA、EPAを含む魚	DHA（ドコサヘキサエン酸） 脳の神経細胞を活性化させ、アルツハイマー型認知症を予防、改善する働きがあるといわれています。	EPA（エイコサペンタエン酸） 血液の流れをよくし、善玉コレステロールを増やします。
マグロ（主にトロ）	3200mg	3200mg
ブリ	1700mg	940mg
サンマ	1700mg	890mg
マイワシ	1300mg	1200mg
ウナギ	1100mg	580mg
サワラ	940mg	380mg
サバ	700mg	500mg
シシャモ	550mg	670mg
アナゴ	550mg	560mg
アジ	440mg	230mg
サケ	400mg	210mg

※可食部（実際に食べることのできる部分）100gあたりの栄養素です。

第9条 健康的な食習慣 地中海式ダイエット

養生の道は中《ちゅう》を守ることだ。中を守るということは過不足のないことをいう。食物は空腹をさける程度でよく、それ以上に食べてはいけない。これが中を守ることである。万事はこのようにあるべきだ。

（貝原益軒）

『養生訓』（巻第二・四二）に出てくる言葉です。過不足のないこと、つまりバランスは重要です。ここでいう「ダイエット」は、減量を目的とした食事のことではなく、健康を目的としたバランスのよい食習慣を意味しています。地中海式ダイエットは、1960年代のイタリア南部、ギリシア、クレタ島など地中海地域の食習慣を元に作られました。心筋梗塞など虚血性疾患と呼ばれる心臓病の発症原因となる疾患やがんの発症率が低く、長寿に繋がる食習慣として知られています。

１９６０年頃の地中海地域は、欧米諸国に比べて医療水準が高いとはいえない状態でした。そのような環境下で、成人の平均寿命が世界最高であったことから注目を集め、ギリシア、イタリア、アメリカ、フィンランド、オランダ、ユーゴスラビア、そして日本の７カ国が参加して、疫学調査が行われました。その結果、バターや肉に含まれる飽和脂肪酸（ｐ74〜参照）がコレステロール上昇の原因となっていること、飽和脂肪酸を多くとっている地域の人は、そうでない地域の人よりも、病気の発症率が高いことを発表したのです。この研究のリーダーであり、名づけ親であるアンセル・キーズ博士は、２００４年に１００歳を迎えて亡くなっています。

次ページのピラミッドをご覧ください。地中海式ダイエットの食事内容です。９つのグループに分けられていて、毎日食すものとして、下から、パン、パスタ、米などの「穀物」を中心に、「果物、豆類・ナッツ類、野菜」、「オリーブオイル」、チーズ、ヨーグルトなどの「乳製品」をあげています。週に数回としているのは、「魚」、「鶏肉」、「卵」などのタンパク質や甘いもの、そして、月に数回とるものとして、牛や豚などの肉類をあげています。

穀物と野菜を中心にして、脂肪分は少なめ、タンパク質は魚を中心にして、肉類は少量をすすめています。時代も経済状況も変化していますので、現在の私たちは、肉も魚も、個々の体質にとって適量であればもっと食べてもよいと思います。

しかし、時代とともにさまざまな食事方法が提案される中で、この地中海式ダイエットは、極端な部分のないバランスのとれた食事だといえます。

例えば、糖尿病の人ならば炭水化物を控えめにしたり、腎臓に病気がある人ならば塩分やタンパク質を控える必要がありますが、健康維持、認知症予防を目的としている人にとっては、十分参考にしたい内容になっています。

地中海式ダイエットのピラミッド

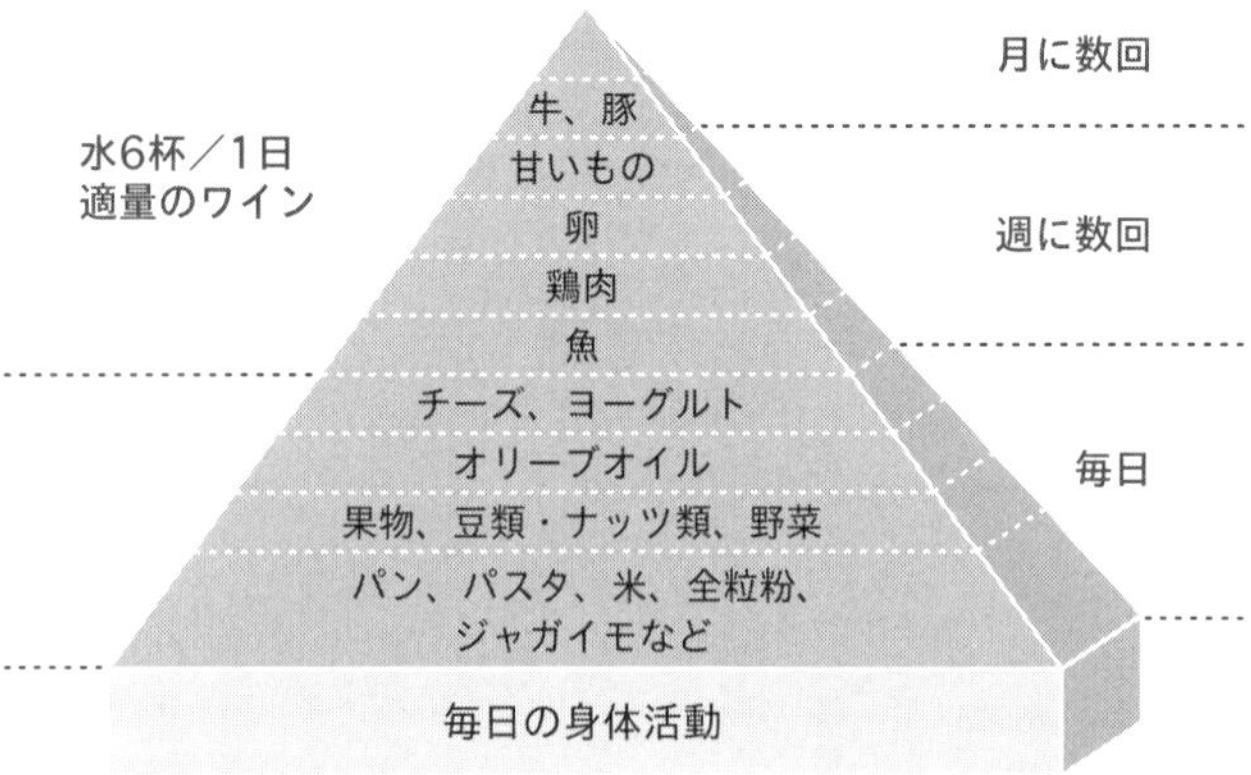

◉実践案

【1】旬の野菜を中心にとる

野菜を中心にすると、必然的にビタミン類が摂取できます。旬の食材ならば、スーパーで安く手に入りますので、これらを生の状態だけでなく、煮込んだり、炒めたりして、たくさん食べるようにしましょう。

味が単調に思えるときは、チーズやカレー粉などでコクを出したり、いままで使ったことのない調味料を試してみてはどうでしょう。カレーのスパイスに含まれるウコンには、クルクミンというポリフェノールが含まれており、カレーを常食とするインドでは認知症の発症率が低いことでも知られています。

【2】オリーブオイル、ナッツを活用する

オリーブオイルの優れているところは、加熱しても酸化しにくいということです。そのままかけるだけでなく、炒めたり揚げたりする際も活用しましょう。

コラム

●注目されているイミダゾールジペプチド、プラズマローゲン●

鶏胸肉は、タンパクが豊富で価格も安いことから人気のある食品ですが、抗酸化作用が高く、脳の活性化が期待できる成分を含んでいるという観点でも注目を集めています。その成分が、「イミダゾールジペプチド」と「プラズマローゲン」です。

イミダゾールジペプチドは、久恒辰博准教授ら（東京大学大学院新領域創成科学研究科）の研究グループと、独立行政法人　国立精神・神経医療研究センターによる共同研究）によって、健康な人の脳の記憶に関連する場所の萎縮を抑制する効果があると発表されています。

イミダゾールジペプチドそのものは、鳥やマグロなどが長距離を悠々と移動するその運動力の元は何なのかということが古くから知られていました。鶏胸肉、マグロ、鮭などの筋肉の組織に含まれていて、とくに、イミダゾールジペプチドに含まれる物質のひとつ（カルノシン）には、抗酸化作用、疲労を和らげる作用、さらに認知症予防の作用があることが証明されています。

鶏胸肉は、シンガポールでも、賢い学生たちが試験前に食べていたということで人気が定着しているそうです。

一方のプラズマローゲンは、抗酸化作用、脳の神経の炎症を防いだり、脳の疲労や細胞の酸化から守る働きをすると考えられています。そして、アミロイドβ（p146参照）の蓄積を防ぎます。これを証明したのが、九州大学、藤野武彦名誉教授率いる研究チームです。

プラズマローゲンは、リン脂質という脂質の一種で、人や動物の組織にある物質です。鶏胸肉にも含まれていますが、とくに、ホタテ貝から抽出されたものが有効であるとされ、現在、サプリメントなどで商品化されています。

抗酸化作用は、健康を保つために必要な成分の、まさに代名詞です。継続的にとりいれることで、生活習慣病（p84参照）全般、そして老化や認知症の予防になります。

第10条 生活習慣病の改善こそが認知症予防

人は血管とともに老いる。

（ウィリアム・オスラー）

生活習慣病は、食事や運動など日頃の生活習慣が起因すると考えられる病気の総称で、「サイレントキラー（沈黙の殺人者）」と呼ばれることがあります。大袈裟ではありません。生活習慣病の多くは、初期の段階ではほとんど自覚症状がなく、本人が気づくような異変が生じるときには、すでに進行していたり、合併症が起きている場合が多いのです。そして、生活習慣病の患者さんは、認知症を発症するリスクが高いことがわかっています。とくに、糖尿病の患者さんが認知症を発症するリスクは2～4倍に及びます。例えば、糖尿病は、採血によって血糖値やHbA1cなどの項目で診断されますが、初期の段階では、たいてい健康診断で血糖値や悪玉コレステロール値が少し高めというくらいのもので、この時点で深刻に受けとめる人は多くありません。

歯周病も生活習慣病のひとつです。初期の段階では口の中のネバつきや口臭程度ですが、進行すると、歯を支える歯肉や歯槽に炎症が起きて歯が抜けて、悪化すると細菌が血液を介して全身を巡る怖い病気です。

私たちは、切り傷ができて痛みを感じたら、すぐに手当てをします。しかし、血管の状態は悪くなっても目に見えませんし、痛みも感じません。ゆっくりと静かに悪化して、ある日、自覚症状があらわれたときには、かなり進行しているのです。

それだけに、健康診断の数値はとても重要です。結果の書類は毎年ファイルして、前年と比較しましょう。基準値を下回っていても増加傾向にあれば要注意です。要注意項目がある人は、今すぐ食事の見直しや運動を取り入れて、1年後を目標に、改善を目指しましょう。

主な生活習慣病

脳血管疾患	脳卒中（脳梗塞、脳出血）
虚血性心疾患	狭心症、心筋梗塞
その他	糖尿病、高血圧症、脂質異常症、肥満症、痛風、腎臓病、肝臓病、歯周病、慢性閉塞性肺疾患（COPD）、がん、骨粗しょう症、など

生活習慣病予防の第一歩「塩分、糖分、油脂をほどほどに」

	高　血　圧	高　血　糖	脂質異常症
状態	心臓から送り出される血液が血管の内壁を押す力が高い状態です。 最高血圧140mmHg以上、最低血圧90mmHg以上で高血圧と診断さます。	血液中のブドウ糖の濃度が高い状態です。とくに、食後1、2時間後の高血糖は糖尿病になる可能性が高まります。	血液中の悪玉コレステロール（LDL）値が高く、中性脂肪が多く、善玉コレステロール（HDL）が低い状態です。
放置すると？	血管の内壁が傷ついて、血管が硬く狭くなり、動脈硬化に至ります。すると、脳梗塞や心筋梗塞、さらには脳血管性認知症のリスクも高まります。高血糖の場合は、糖尿病網膜症、糖尿病腎症、糖尿病神経障害などの合併症になる可能性や、アルツハイマー型認知症になるリスクが高まります。		
対策	塩分 ●塩分を控えめに。 ●調味料よりも出汁を中心に使いましょう。 ●インスタント食品は、保存効果や、傾向として塩分が多いことから控えるようにしましょう。	糖分 ●菓子類は極力控えめに。 ●肥満気味の人は、ご飯、麺、パンなどの炭水化物の量を少し減らしましょう。	油脂 ●動物性脂肪のとりすぎに注意しましょう。 ●DHA、EPAが豊富な青魚を意識してとるようにしましょう。
共通の対策	●食物繊維を多くとりましょう。 ●水分をたっぷりとりましょう。 ●運動で筋力を鍛え、血流をよくしましょう。 ●喫煙は血管を収縮させるので、禁煙しましょう。 ●アルコールのとりすぎに注意しましょう。		

3章

「知的刺激・社会交流」が認知症予防に

心は、外から刺激を受けないと枯死するか、さもなければ、萎縮してしまうほかはない。

（魯迅）

「外出が減った」、「服装など身の回りに無頓着になった」、「趣味が楽しめなくなった」。これらは、序章で紹介した自分でできるＭＣＩの簡易チェック法①の一部です。

見て聞いて、味わい、嗅いで触れる。五感に刺激があると、それぞれの感覚を司る脳の領域が刺激されます。その刺激は、一人でいるときよりも誰かといるときのほうが、いっそう強くなります。

外に出て、人と会って話をする。それが日常の人とそうでない人とでは、刺激がまったく違います。認知症予防のためには、できるだけ、五感を刺激する機会を自ら作っていただきたいと思います

第11条 身だしなみを整える

人は一般的に、内容よりも外見で判断する。内面を判断できる洞察力をもつ者はまれである。

（ニッコロ・マキアヴェッリ）

中面が重要なのはそのとおりなのですが、服装は一番外側の内面、といわれることもあるように、その人らしさをあらわすものです。

序章でも説明しましたが、認知症になると、注意できるキャパシティーが減り今まで、注意を払えていたところまで、注意が行き届かなくなるのです。例えば、今まで身綺麗にしていた人が、ボサボサの髪の毛のまま、襟が立ったまま、ネクタイが曲がったままでいたら、それはＭＣＩのサインである可能性もあります。

さらに、認知症が進行すると、さまざまな感覚が鈍化することから、寒い日にＴシャツ１枚で外出したり、夏でも厚着をしたりします。嗅覚の衰えから、臭いがついたままのシャツを着ているということが起こります。

重要なのは、季節や気温、その日行く場所など、ＴＰＯ〈Time〈時間〉、Place〈場所〉、Occasion〈場合〉〉を意識することです。

職場や習い事など定期的に公の場に外出する機会のある人は、必然的にＴＰＯを意識すると思います。一方、自宅で過ごす時間が長い人は、できるだけ、起きている時間をオン、睡眠時間をオフと考え、オンの時間は、いつでも人に会える状態に身支度を整えておくようにしましょう。

◉実践案

【１】天候や場所を意識して服を選ぶ

日によって夏なのに肌寒く感じたり、冬でも暑く感じる日があります。ニュースを見て、「今日は、午前中は暖かいけれど午後は冷え込むようなので、羽織る物を持っていこう」、「折りたたみ傘をカバンに入れておこう」など、その日の天候、会う人、行く場所の雰囲気などを思い描きながら準備をすることは、認知機能の刺激になります。

【2】衣類のメンテナンスをする

よい服を着ていても、糸のほつれやシワ、シミが目立っているとだらしない印象を持たれてしまいます。季節や天候に合った衣服を選ぶとともに、ふだんからシワやシミがないかなどをチェックすることも心がけましょう。

また、衣替えをしたり、定期的にクリーニングに出したりすることも季節を感じる行為であり、認知機能の刺激に繋がります。

【3】自分のルールを決める

髪型、皮膚の状態、爪などは、週に一度、隔週などと、「自分自身のメンテナンスデー」を決めて、チェックする習慣を作るようにしましょう。自身の変化に気づくタイミングを作ることは重要です。

例えば、「毎日体重を計る」、「年に一度、健康診断か人間ドックを受ける」、「朝、晩はコップ1杯の白湯を飲む」、「朝は6時半に起きる」などのことです。こうしたルールを決めると、自分自身の定期メンテナンスも楽になるでしょう。

第12条　一日一外出

ときどき、機会を見つけて外出しましょう。そして、リラックスしましょう。外から帰ってくると、あなたの判断はより確かなものになります。いつも仕事にへばりついていると、あなたは、判断力を失ってしまいます。

（レオナルド・ダ・ヴィンチ）

ダ・ヴィンチの言葉は、いつも仕事にへばりついて外出しないでいると判断力を失ってしまうという内容ですが、これは会社勤めをしていない人にもいえることです。用事がない限り、ほとんど外出しないという人は、認知症予防の観点から一日一回は外出することをおすすめします。

自宅でリラックスするのも大事なことですが、家の周辺を一周しながら外の空気を吸い、寒さや温かさ、風や湿度を感じるだけでも、心身によい刺激を与えます。

◉実践案

【1】近場で行きやすい場所をいくつか見つける

何ヵ所か、一人で気軽に立ち寄れる場があるとよいでしょう。お惣菜の美味しいスーパー、公園のベンチ、食事をする場所、喫茶店など、時と場合に応じて、行ける場所があると、とりあえず外出しようという気持ちになれます。

家にいることが多い人は、毎日、スーパーに行くのでも十分です。献立を思い浮かべながら買い物をする行為は、2つのことを同時進行するデュアルタスク（p106~参照）になります。

【2】定期的に人に会う場を作る

会社や習い事など、所属している場所がある人は、定期的に人に会う機会があります。すると、「最近、元気がないのでは？」、「もの忘れが増えているんじゃない？」と気づいてもらえます。認知症は自覚症状によって気づく場合もありますが、周囲にいる人が気づくことも多いのです。

定期的に人に会う機会がない人は、どこか1ヵ所、人と会う場所を自ら作りましょう。市区町村の発行する広報誌や掲示板、ホームページなどには、常にこうした情報があるものです。趣味や、興味のあることに関する集いを探して参加してみましょう。

【3】予定をメモする

予定やすることが決まったら、手帳、カレンダーなど、何かひとつのツールにメモしておきましょう。必ずしも手書きでなくても、スマートフォンのアプリやパソコンに入力するのでも構いません。

ただし、書いたり入力したりしたものを見直す習慣が重要です。メモをする人はたくさんいますが、定期的に見返す人は多くはありません。

認知症になると、約束したこと自体を忘れるということが起こり、メモしたことを思い出せなくなることもあります。メモを確認する習慣があると、こうしたもの忘れにも対応できます。

また、忘れっぽくなってきたら、メモのとりかたもできるだけ具体的に、思い出せるような工夫が必要です。

例えば、カレンダーに「4時上野」と書いてあっても、これが上野のどこに行くのだったか、何の用で上野に行くのだったかパッと思い出せないことがあります。4時上野、だけではなく後ろに場所や用件など、具体的な内容を書きましょう。詳しくていねいに書かなくてもミーティングなら「M」、「打」など、自分だけの表記のルールを決めておくとよいでしょう。

メモに書くほど予定がないという人がいるかもしれませんが、1日中何もしない人はいないと思います。月曜日の午前中は買い物。午後は、床掃除。火曜日は、午前中に洗濯2回というように、するべきことを記入しておくだけでも十分です。週間単位で予定を書いておくと、次にするべき行動も見えてきます。

第13条　人と会って話をする

人間は、孤独な存在であるのと同時に、社会的な存在なのです。

（アルベルト・アインシュタイン）

人と会話するという行為は、脳の広範囲の領域をフルに使います。会話をすると、共感したりされたり、思ってもみない反応が返ってきたりします。想像していたものとは違う意外な反応は、脳によい刺激となります。また、「そうなんだ」という相手の一言が、否定的なのものなのか肯定的なものなのかを表情から推察することもあるでしょう。

内容は、その日、見たニュースなど、なんでもよいのです。人に話をすると、その内容が自分の記憶として定着しやすくなります。

◉実践案

【1】会話したら、必ず何かひとつ質問する

いつの時代も「聞く力」は重視されています。ついつい自分ばかりが話してしまい、人の話を聞いていないということがよくある人は、会話の中で、必ず質問をするようにしてみてはいかがでしょうか。必然的に相手の話をよく聞くようになります。そして、共感したり疑問を抱いたりすることで、より記憶されやすくなります。

【2】学んだこと、覚えたいことを人に話す

学んだことを人に伝えましょう。覚えたいことがあるときは、資料を何度も読み返すより、それについて誰かに話してみるとよいでしょう。そのほうが、ずっと記憶として定着します。

知識だけではなく、工芸や楽器などの技術がある人は人に教えたり、また、人から教わるのもよいでしょう。

【3】耳のメンテナンスをする

聴力が衰えると、話をするのが億劫になり、結果的に人に会いたくないという人がいます。

耳を鍛える方法には、運動のように効果があらわれやすいものはありませんが、あえていうと、日頃から相手の口元をよく見ることです。読唇術のように、ある程度、相手の言葉を読み取ることができるようになります。

例えば、外国語で会話をしなければならない場合、相手が何を言っているかをよく知ろうとしたら、まず相手の口元、目元を見るのではないでしょうか。

また、すでに耳が遠いという人は、補聴器を使ってみるとよいでしょう。最初は抵抗があるかもしれませんが、試しに使ってみて、その効果を実感できれば、また会話をしたいと思えるようになるのではないでしょうか。

自宅のテレビの音が聴き取りにくい場合は、テレビ用の別売りのスピーカーもあります。これならば、遠くにあるテレビの音を近くに置いたスピーカーで聴くことができます。

第14条 新聞、テレビなどで最近のニュースをチェックする

二十歳であろうが八十歳であろうが、学ぶことをやめた者は老人である。学び続ける者はいつまでも若い。人生で一番大切なことは、若い精神を持ち続けることだ。

（ヘンリー・フォード）

診察時に、「最近、気になるニュースは何ですか？」と質問することがあります。例えば、患者さんが、「消費税の軽減税率です」などと、具体的に不満を述べられるようであれば、その人は、医学的には心配ありません。心配なのは、「最近は、忙しいのであまりニュースを見ていません。でも、横浜ベイスターズが優勝したとき（１９９８年）のことは今でもよく覚えていますよ」というような、昔のことをおっしゃる人です。

認知症が進行すると、とくにアルツハイマー型認知症の場合は、海馬の損傷による影響で、最近のことを覚えていられなくなります。

好きなことほど覚えていられるように、感情が動かされたことほど記憶は定着しやすくなります。最近のニュースに興味を持っていることは、日々好奇心を持って日常を過ごしていることを伺う重要な要素であり、認知症予防のひとつなのです。

◉実践案

【1】ニュースを2種類くらい観る

報道番組で紹介されているニュースは、番組制作者によって捉え方、説明の仕方が異なります。できれば2種類くらいの番組を観て、その説明の仕方などに意識を傾けてみることも、認知機能の刺激になります。

【2】スマホ、タブレットPCなど、使ったことのない機器を試してみる

自分にとって読みやすいニュースのアプリケーションを探すなどして、情報源を新たに増やしたり、スマートフォンなどを導入して、新しい機器を試すのも脳への刺激になります。

第15条 ゲームは一人ではなく対戦型を選ぶ

戦いでは強い者が勝つ。辛抱の強い者が。

（徳川家康）

人は勝ち負けがあると感情が動かされて、多かれ少なかれ興奮状態になります。脳を活性化させることを目的にしたゲームがときどき流行りますが、おすすめするならば、一人ではなく、誰かと一緒に行う対戦型です。

囲碁、将棋、オセロなど昔からあるもの、ゲームソフトを使うもの、そして、もちろんお金は掛けませんが、高齢者向けのデイケアなどの施設では、認知症予防に有効と考えてギャンブルの導入を試みているところもあります。ギャンブルは依存症の傾向がある人には向きませんが、そうでない人にとっては、脳に刺激を与え、とくに前頭葉を活性化させる要素があると考えられています。

◉ 実践案

【1】対戦型のゲーム

囲碁、将棋、オセロ、トランプ、麻雀、チェスなど、誰かと一緒に行うゲームをおすすめします。

相手の手を読んだり、攻略方法を真剣に考えたり、また、負けたくないという感情や、ゲームに集中する時間が脳を活性化させます。

よく負けている人は、勝つために攻略方法を練ったり、勝ってばかりいる人は、自分よりも強い人を探し、よりレベルアップをはかりましょう。

そして何よりも、会話を楽しむ機会になることが、脳に心地よい影響を与えます。会話を楽しみながら、ときには相手を探りながらゲームの攻略方法を練ることは、4章で紹介する2つの課題を同時に行うデュアルタスクになります。

第16条 音楽、絵画の鑑賞に行く

若い時われわれは学び、年をとってわれわれは理解する。
（クリストフ・エッシェンバッハ）

若いときに見たはずの絵画に、年を重ねたある日、急にしみじみと感じ入るという経験はないでしょうか。実際に、会場に足を運び、その場の雰囲気を味わうことで、より記憶に刻まれます。

◉実践案

【1】見たことのないジャンルを2つほど見る

音楽にはクラシック、ロックなど、さまざまなジャンルがあります。絵画も、日本画、西洋画、浮世絵。舞台も、現代劇、歌舞伎などがあります。まだ見たことのない作品を調べ、観に行く機会を作りましょう。

第17条　楽器、ダンスを始めてみる

何かを学ぶためには、自分で体験する以上によい方法はない。

（アルベルト・アインシュタイン）

楽器は、基本となる指使いを覚え、楽譜を読みながら演奏します。ダンスは、ステップや手や腰の型となる動きを体で覚えながら、周囲の人に合わせて踊っていきます。いずれも、同時に2つ（もしくはそれ以上）の課題を行うデュアルタスクです。

◉実践案

【1】2人以上で行うダンスを楽しむ

例えば、社交ダンスには、型となるステップや組み合わせがあり、男女が互いに相手の動きに反応しながら踊ります。集中力、瞬時の判断力が養われ、認知機能を刺激するのでおすすめです。

4章

「デュアルタスク」で脳はフル回転

健康よりもうひとつアクティブな『健康寿命』が大事です。言い換えれば、攻めの健康。守るだけじゃ、どんどん年齢に負けますよ。

（三浦雄一郎）

私たちが見たり聞いたり、体験したりして脳に刺激が加わると、神経細胞同士が情報を伝達するシナプスは増え、逆に、使っていないと減っていきます。脳は、使えば使うほど活性化するのです。

本章で脳の活性化におすすめしたいのは、「デュアルタスク」です。一言でいうと、2つの課題を同時に進行することで、課題が3つならばトリプルタスクです。

日常生活でどなたでもできるのは料理です。ご飯を炊きながら味噌汁を作り、同時進行でおかずも作るという行為は、段取りして、状況に応じた判断をしながら、物事を推し進めるデュアルタスクです。

運動や遊びの要素を含むデュアルタスクもあります。座ったままで行えるものから、全身を使うものまで多数のプログラムがあり、集中力を高めることを目的に企業の研修に使われたり、野球、サッカーなど競技の練習にも取り入れられています。

介護施設のリハビリでも実践されています。利用の場が多岐に渡るのは、座ったままでできるものから、少し息を切らすような動きのあるものまで多数のプログラムがあり、個人差、現場の状況に応じて、適したエクササイズが選べるためです。

また、ゲームのような要素を含み、楽しめるものが多く、これが脳の活性化にはさらに有効なのです。

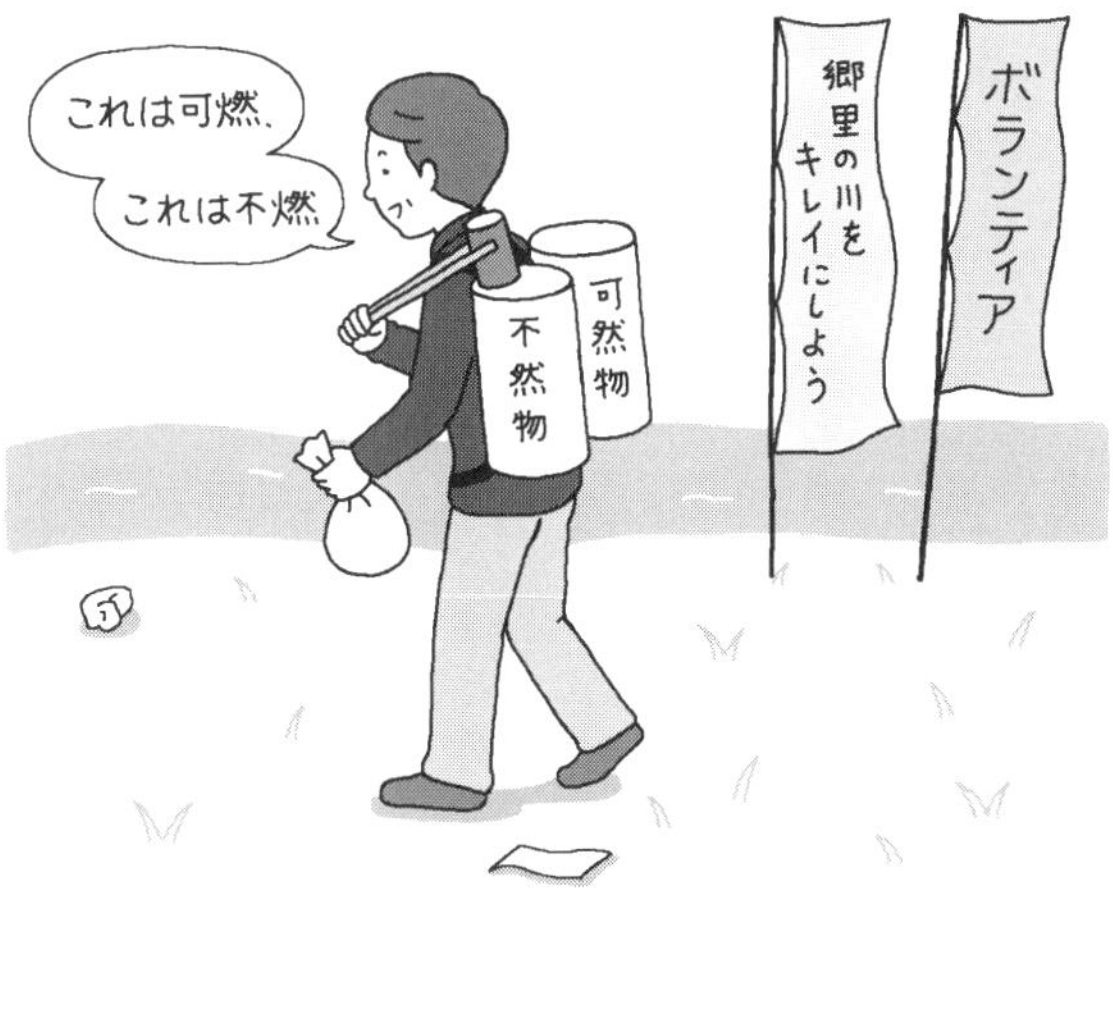
これは可燃、
これは不燃
ボランティア
郷里の川をキレイにしよう
可燃物
不燃物

第18条 料理は日々できる最強のデュアルタスク

健康になりたいと願うことは、健康になることの一部分です。

（L・アンアエウス・セネカ）

認知症が進行すると、日常生活に支障が生じます。なかでも家事は、日常生活に直結しています。

多くの人の場合に、最初にできなくなるのは炊事と買い物です。認知機能が衰えると、ひとつのことを行いながら次の手順を考えることができなくなります。ご飯を炊き、鍋に火をかけて湯を沸かしたりしながら野菜を切る。これを、時間の制限があるなかで同時進行するのですから脳はフル回転しています。そして、これこそがいつでもできて、食という健康に直結しているデュアルタスクなのです。

一方の買い物はというと、例えば、お店に行くとたくさんの商品が並んでいます。

それを目にした途端、もともと買おうと思っていたものを忘れてしまったり、また、計算能力が衰えるので、小銭を持っているのに、面倒臭くてお札ばかりを出して、結果的に、財布が小銭でパンパンに膨らんでいるという状態が、認知症の人にはよくあることです。

次にできなくなるのは掃除です。気力がなくなったり、細部まで気を配れなくなったりすることが理由です。

なお、洗濯については、認知症の症状が悪化しても、比較的できる人が多いように見受けられます。適量の洗剤を入れたり、衣類を仕分けしながら洗濯機にかけるという行為は、少し難しく感じる人もいるようですが、干した衣類を取り込んで畳むということなどは、ある程度できる人が多いと思います。

◉実践案

【1】献立を作り、段取り力で時間内に料理をする

日頃、料理をしている人は、今よりも早く作ったり、品数を増やしたり、より効

率的に行う方法を実践してみるとよいでしょう。

普段、料理をしない人は、週末だけでもやってみるとよいでしょう。スーパーで、その日、お買い得になっている食材を見つけたら、その場でどんな料理を作るかを考えたり、逆に買い物には行かず、現在、台所にある材料だけで何を作れるか、制限のあるなかで考えたり調べたりしながら作ってみましょう。

【2】料理教室に通ってみる

料理教室では、作り方だけでなく、効率よく料理するための手順やおいしく作るためのコツなども知ることができます。また、最近では、料理教室もいろいろな趣向を凝らしたところが増え、外国人の先生が英語で説明をしたり、認知症予防に効果的な食材を使ったレシピを教えるところなどがあります。

そして何よりも、講師や生徒など人との交流があります。

第19条 歩きながら川柳、短歌を詠んでみる

考えることは己れ自身と親しむことである。
（ドン・ミゲル・デ・ウナムーノ）

普段から歩いているという人は、課題を加えてデュアルタスクにしましょう。

◉実践案

【1】「歩く」＋「川柳、短歌を詠む」、「歩く」＋「計算」

その日の気持ちを、歩きながら川柳や短歌にしてみましょう。余分な言葉を削ぎ、必要な言葉のみを五七五の定型に落とし込む行為は、思考のトレーニングです。

また、認知症のテストでもおなじみの「100－7」計算を頭のなかで「百引く七」と漢字に置き換えると不思議と難易度が上がります。歩きながら、こういうことを考えるとデュアルタスクになります。

シナプソロジーで効果的に脳を活性化

「シナプソロジー」とは、脳の神経細胞同士の継ぎ目であり、情報伝達を行う部分であるシナプスに由来した造語です。脳に刺激を与えることでシナプスを増やし、脳の機能をよくすることを目的としたメソッドなのです。

身体を動かしながら頭を使ったり、左右の手で別々の動きをしたりといった、2つの課題を同時に行う「デュアルタスク」の要素を含んでいます。

シナプソロジーは、座ったままできるものから、全身を使う動きのあるものまで多岐に渡り、ビジネス、サッカーや体操などのスポーツ、介護の現場で取り入れられています。企業の研修では、集中力を高めることを目的にしたエクササイズが行われたり、介護施設では、認知機能の低下予防などで活用されています。

高校野球の甲子園出場常連校でも、「頭と身体の連動性を高める」、「頭も身体のようにウォーミングアップする」、「さまざまな状況での判断力をアップさせる」という目的で練習にシナプソロジーを取り入れています。

シナプソロジーは、以下の流れで行います。

❶ 基本動作を行う

❷ スパイスアップで刺激を変化させる

基本動作を何度かくり返して覚えたら、スパイスアップに進みます。シナプソロジーでは、刺激を変化させることをスパイスアップと呼び、感覚器や認知機能への刺激を変化させることで、脳が適度に混乱する状態を作り出します。このとき、うまくできなくても構いません。慣れていることをくり返すよりも、スムーズにできないくらいのことをした方が脳は活性化するからです。結果は重要ではなく、慣れていない新しいことにチャレンジすることが大事なのです。

脳の神経細胞が減少し脳のある部分が衰えたとしても、刺激によってシナプスや脳の神経細胞同士のネットワークを増加させることで、代償といって、その代わりとなる部分を強化させることができるのです。

◆シナプソロジー® スポーツクラブの（株）ルネサンスが開発。 http://synapsology.com

第20条

シナプソロジー 手足トントン

イスに座り、つま先、かかと、手を同時に動かしながら、数を数えます。
1人で、座りながらできるエクササイズです。

慣れてきたら

基本動作

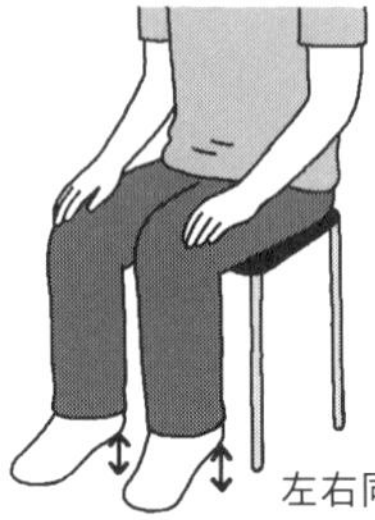

1）イスに座って、つま先を床につけ、かかとを左右同時にトントンと上下させます。

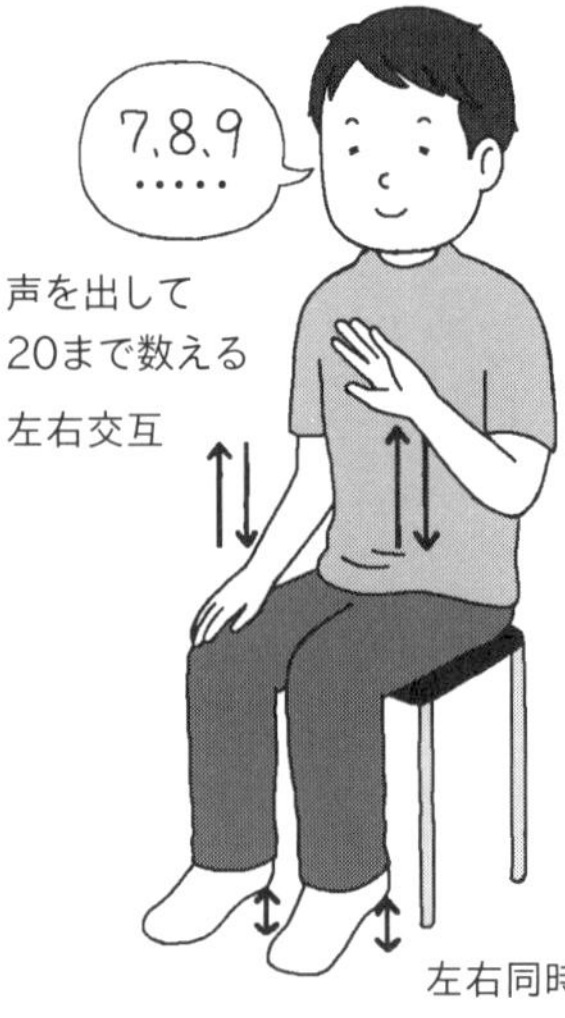

2）かかとを上下させるリズムに合わせて、手で左右交互にももをたたきます。その手の動きに合わせて、数を20くらいまで数えます。

●人数　／1人
●用意するもの／イス
●ポイント　／なるべく大きな声を出して行いましょう。

スパイスアップ

スパイスアップ① かかとではなく、つま先をトントンと上下させながら手を動かします。

1）かかとを床につけたまま、つま先を左右同時に、一定のリズムでトントンと上下させます。

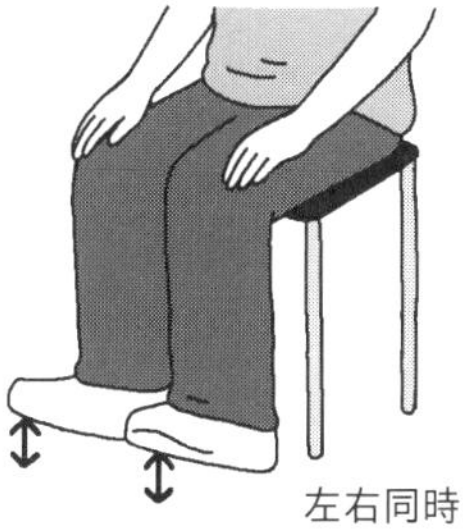

左右同時

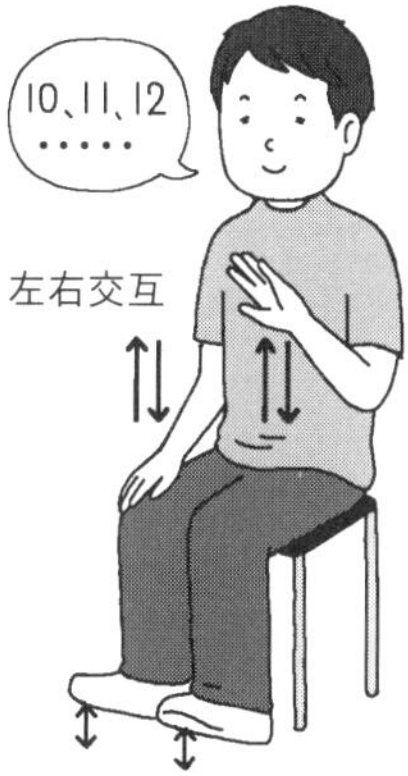

2）つま先を上下するリズムに合わせて、両手で交互にももをたたきます。その手の動きと同時に数を20くらいまで数えます。

スパイスアップ② かかとを左右交互に上下させながら、両手を動かし、数を数えます。

1）つま先を床につけたまま、かかとを左右交互に、一定のリズムでトントンと上下させます。

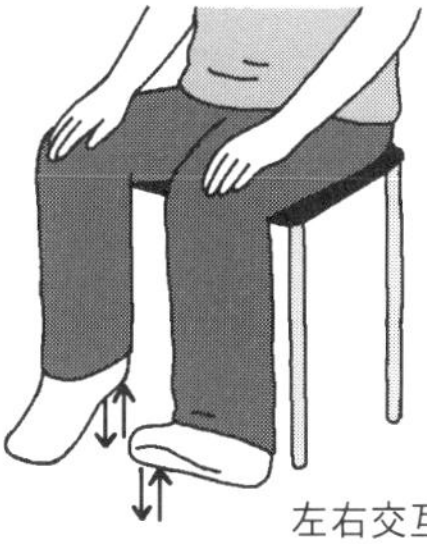

左右交互

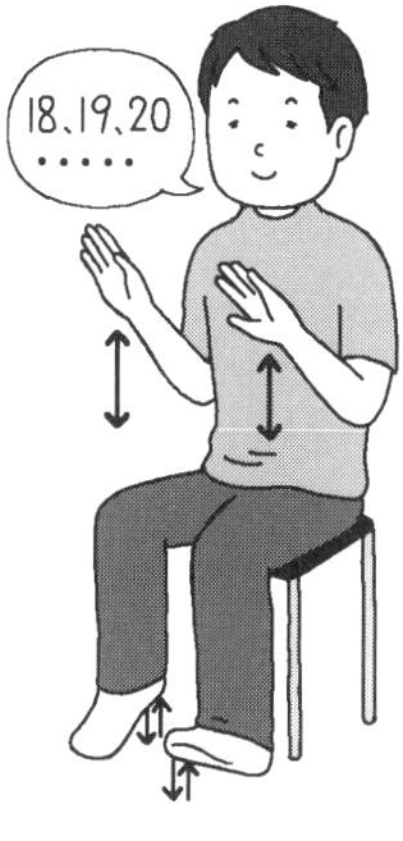

2）かかとの上下のリズムに合わせて、両手は同時にももをたたき、その手の動きに合わせて数を20くらいまで数えます。

第21条 シナプソロジー スリスリトントン

左右の手で、それぞれ異なる動きをします。座りながら、1人でもできます。

慣れてきたら

基本動作

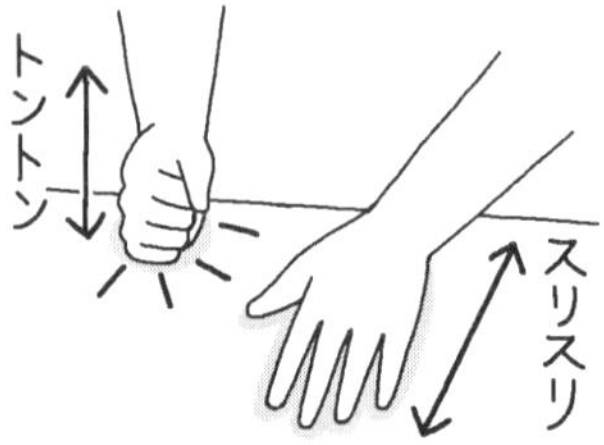

1）テーブルの上で、片手をパーの形にして前後にスリスリと動かします。同時に、もう片方の手をグーの形にして、トントンと上下させます。

2）２人いる場合は1人が指示者となり、「はい」と合図をします。この合図で、左右の手を入れ替えて行います。
１人で行う場合はご自身のペースで行いましょう。

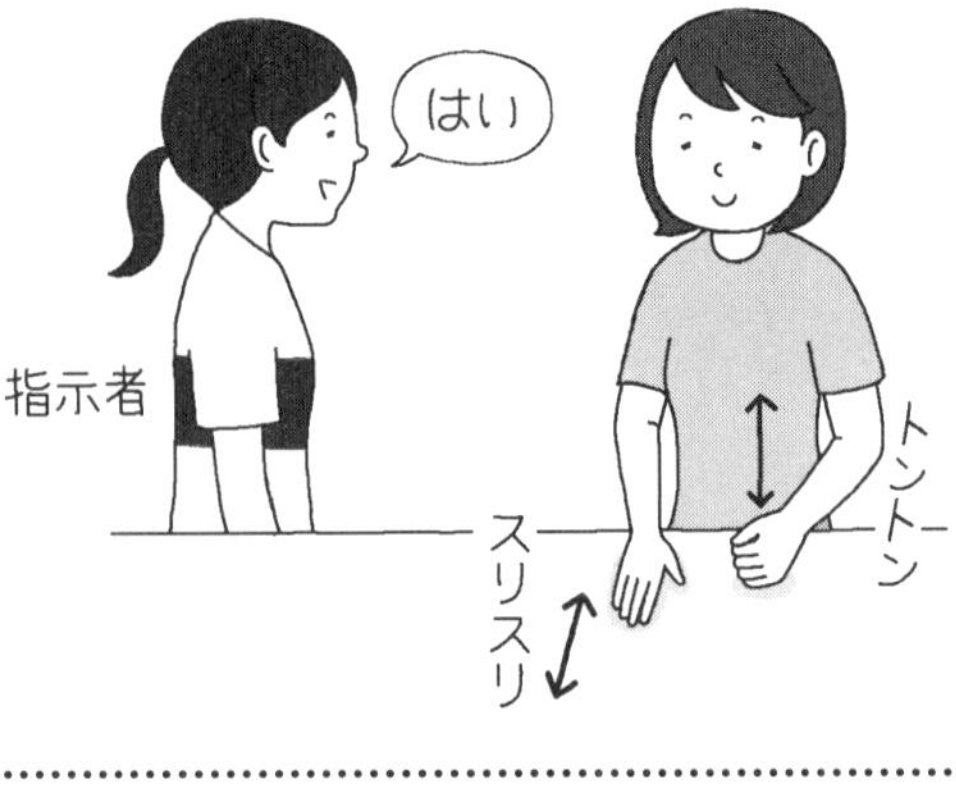

●人数　／１人、もしくは2人
●用意するもの　／テーブルなどの台（ひざの上でもできます）
●ポイント　／スリスリ、トントンと声を出しながら行うとより楽しくできます。

スパイスアップ

スパイスアップ① 基本動作の左右の手を入れ替えて、動かします。

1）片方の手をパーの状態で、テーブルをパンパンとたたき、同時にもう片方の手をグーにして前後にスリスリ動かします。
2）次に、指示者が合図したら、左右の手を入れ替えます。

スパイスアップ② 基本動作を、テーブルには手をつけず、手を少し浮かせた状態で行います。

1）基本動作を、テーブルの面から少し浮かせて、空中で行います。
2）指示者が「はい」と合図したら左右の手の動きを入れ替えます。

スパイスアップ③ スパイスアップ1を、テーブルの面から手を浮かせた状態で行います。

1）スパイスアップ１を、テーブルの面から少し浮かせて、空中で行います。
2）2人いる場合は、一人が指示者となり、指示者が「はい」と合図したら左右の手の動きを入れ替えます。

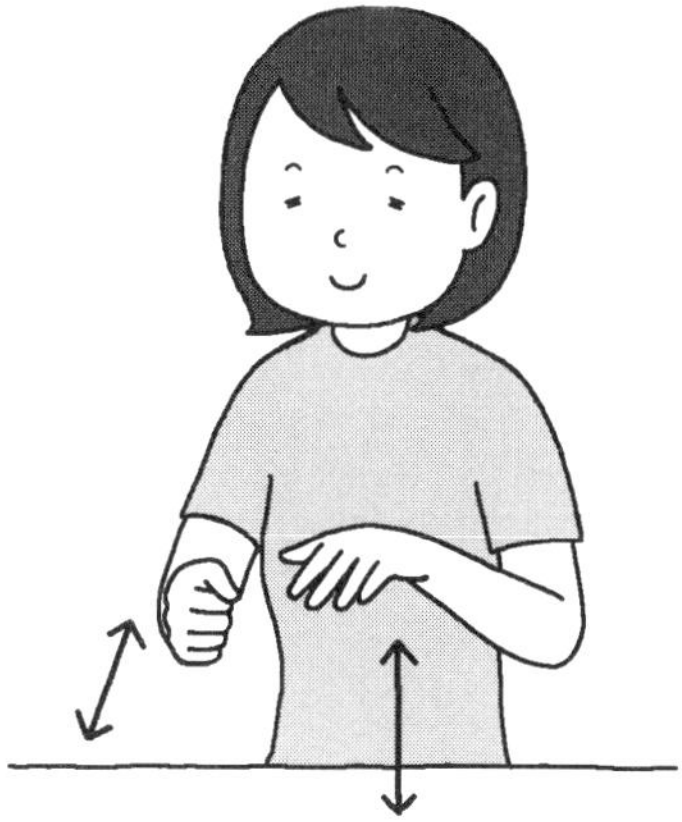

第22条

シナプソロジー 計算じゃんけん

2人でじゃんけんをしながら、暗算をします。頭と指を使うエクササイズです。

慣れてきたら

基本動作

1）じゃんけんのグーを10、チョキは20、パーを50とします。

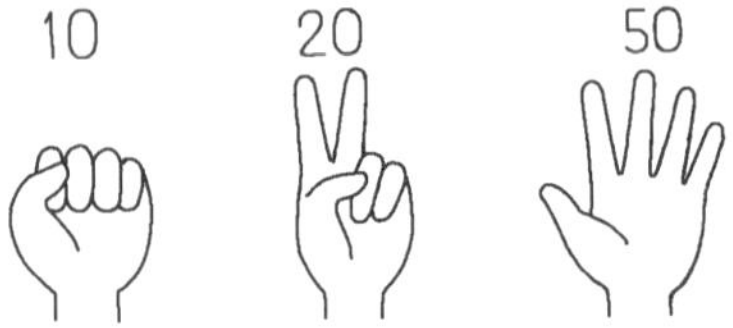

2）2人で「じゃんけんぽん」と言いながらじゃんけんをします。

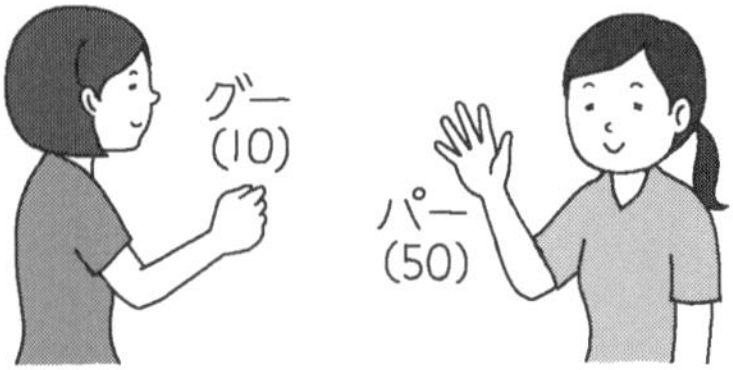

3）2人が出した手の数を足し算して、その答えを声に出します。

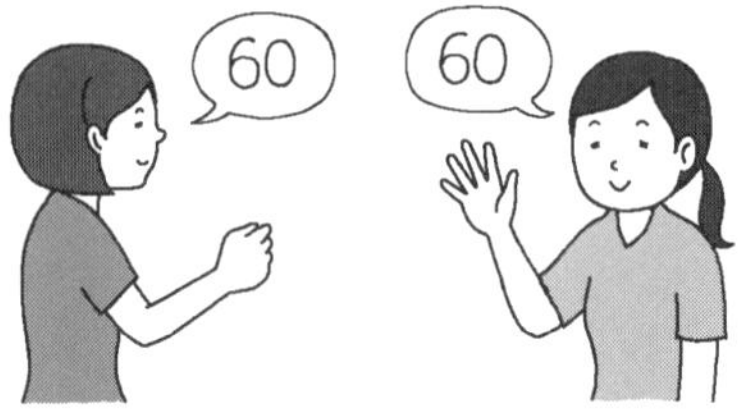

グー(10)＋パー(50)＝60です。

●人数　／2人
●用意するもの／なし
●ポイント　／声をなるべく大きく出すようにしましょう。

スパイスアップ

スパイスアップ① グー、チョキ、パーにあたる数字を変えて、足し算、引き算をします。

1）グーを100、チョキは200、パーは500とします。２人で「じゃんけんぽん」と言いながらじゃんけんをします。
2）じゃんけんで２人が出した手の数を足し算して、その答えを声に出します。

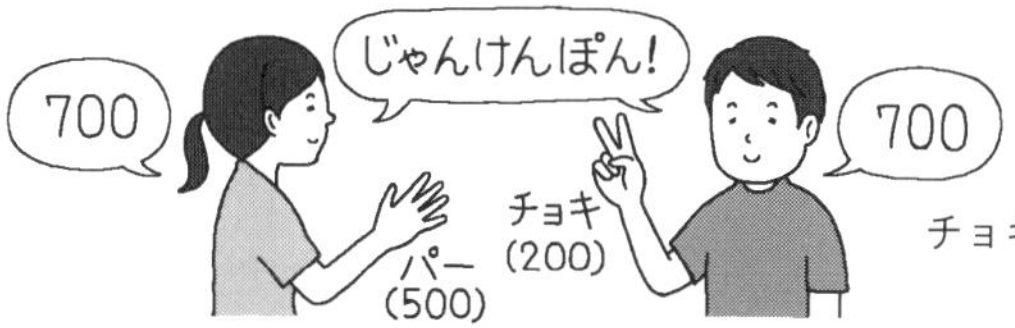

チョキ(200)＋パー(500)
＝700です。

スパイスアップ②

1）グーを10、チョキは200、パーは5000とします。２人で「じゃんけんぽん」と言いながらじゃんけんをします。
2）２人が出した数を足し算して、その答えを声に出します。

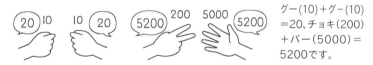

グー(10)＋グー(10)
＝20、チョキ(200)
＋パー(5000)＝
5200です。

スパイスアップ③

1）グーを100、チョキは200、パーは500とします。２人で「じゃんけんぽん」と言いながらじゃんけんをします。
2）２人が出した手の大きいほうの数から小さい数を引き算して、その答えを声に出します。

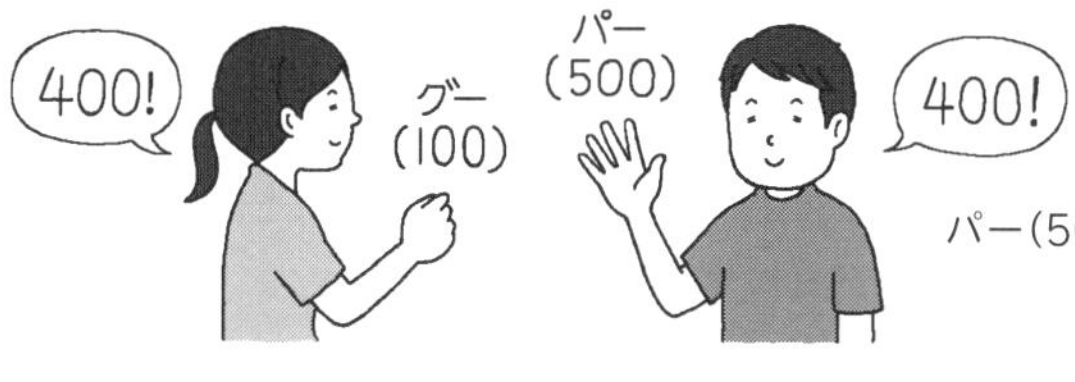

パー(500)－グー(100)
＝400です。

第23条

シナプソロジー　2人組まねっこ

2人で向かい合い、相手のポーズを記憶して、次々とまねをします。

慣れてきたら

基本動作

1）２人で向かい合い、指示者を決めます。指示者は「はい」と言いながら、何かのポーズをとります。

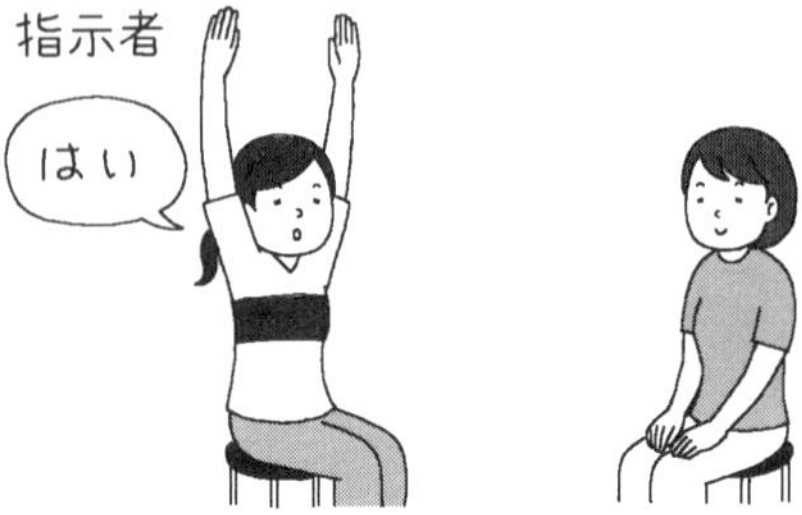

2）向かい合っている相手は、指示者のポーズを見て、「はい」と言いながらまねをします。

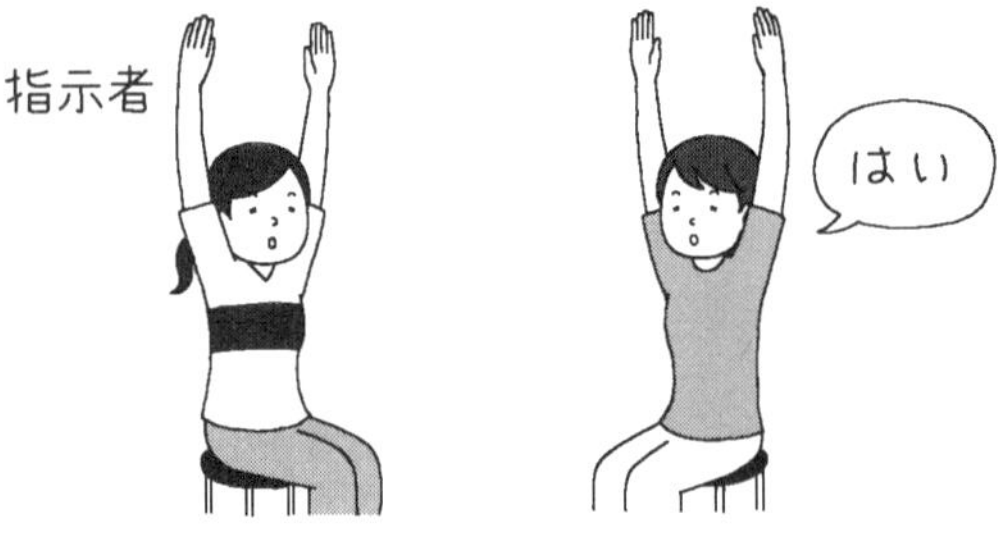

3）指示者は「はい」と言いながら、次の別なポーズをとり、くり返します。

●人数　　　　　／２人
●用意するもの／なし
●ポイント　　　／どんなポーズでもかまいません。指示者は相手がまねするまで、次のポーズをするのを待ちましょう。

スパイスアップ

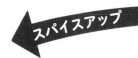

スパイスアップ① 指示者がした1つ前のポーズをまねします。

1）指示者は、まず1つめのポーズをとり、次に2つめのポーズをとり「はい」と言います。

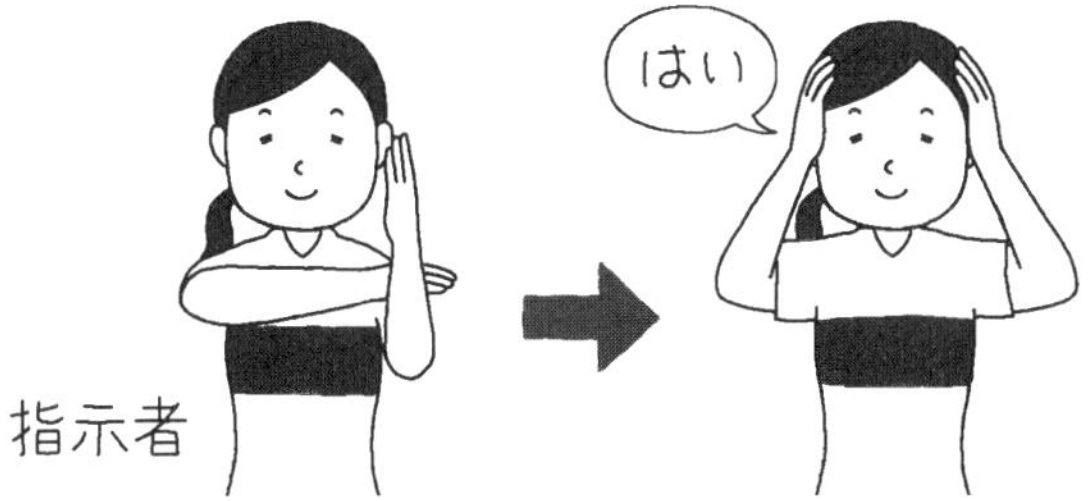

2）まねするほうは、「はい」と言いながら指示者がした1つめのポーズを覚えておいて、まねします。指示者は次のポーズ（3つめ）をとります。

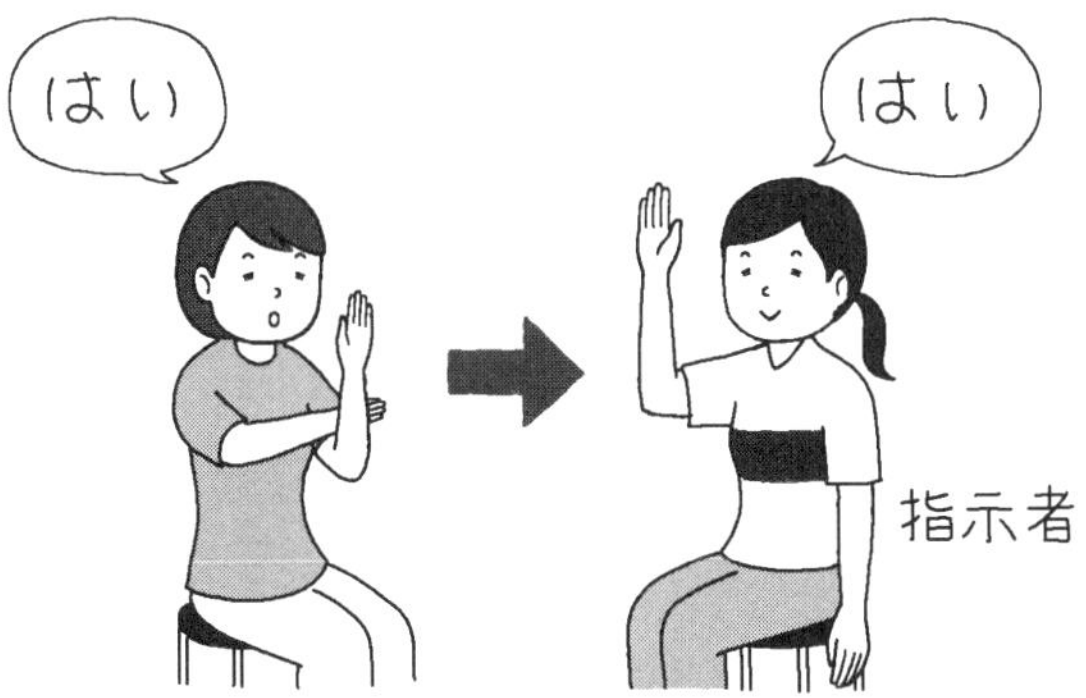

指示者は次々にポーズを変えていき、まねするほうは、指示者の1つ前のポーズをまねしていきます。

第24条

シナプソロジー　3で止まる

「1、2、3」と数えながら足踏みをして、3の倍数のときだけ、一瞬ぴたっと止まります。

慣れてきたら

基本動作

1)「1」と数えながら左足を上げます。

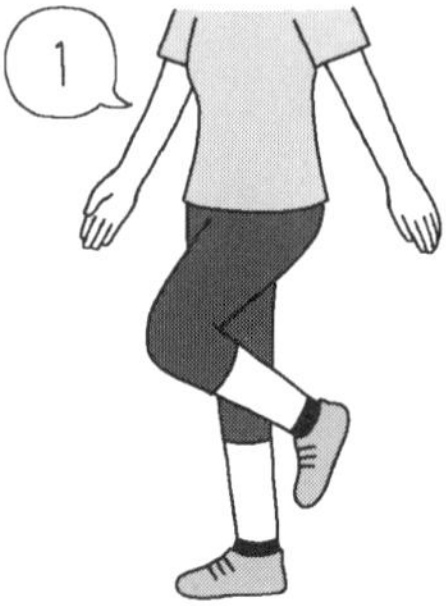

2) 次に、「2」と数えながら右足を上げます。

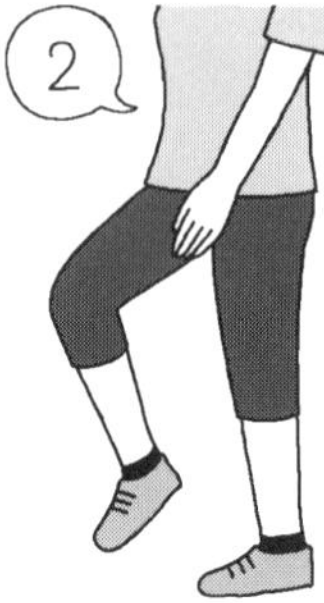

3)「3」と数えながら左足を上げ、一瞬ぴたっと止まります。「4、5、6」と続け3の倍数である「6」のときもぴたっと止まります。「21」まで数え続けて終了します。

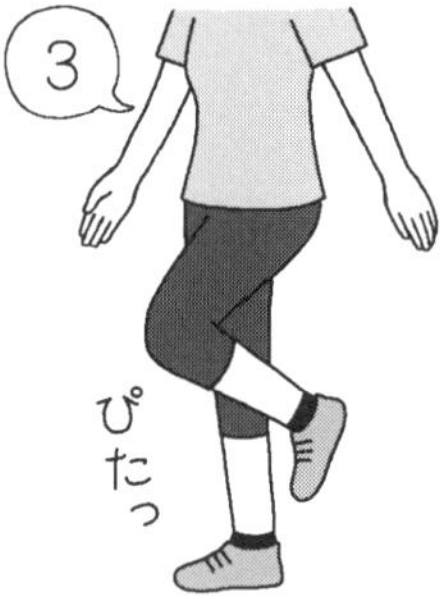

3の倍数のとき
だけ一瞬止まる

●人数　／1人
●用意するもの　／なし
●ポイント　／足の痛みなどがある人は、イスに座って行いましょう。

スパイスアップ

スパイスアップ① 数字を五十音に変えて、刺激を変化させます。

1)「あ」と発声しながら左足を上げます。
2)「い」と発声しながら右足を上げます。
3)「う」と発声しながら左足を上げます。

スパイスアップ② 数字と五十音をミックスします。

1)「1」と数えながら左足を上げます。

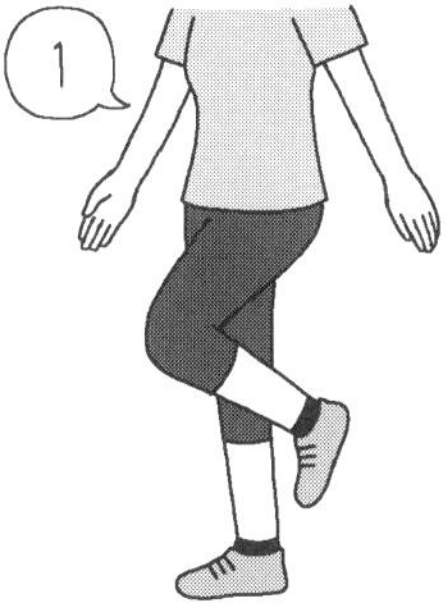

2)「2」と数えながら右足を上げます。

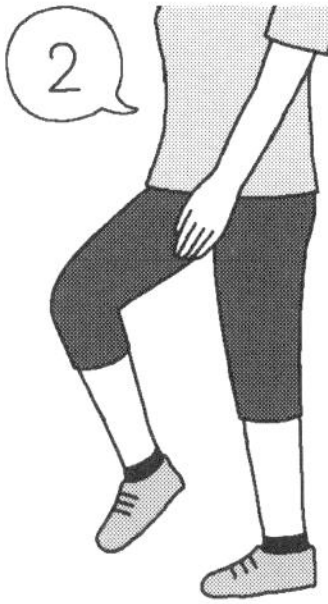

3)「あ」と発声しながら左足を上げ、その状態のまま片足立ちをして、「3、4、い」と数字2つごとに五十音を1つずつ入れます（例「1、2、あ」「3、4、い」「5、6、う」「7、8、え」「9、10、お」）。そのまま「15、16、く」くらいまで続け、終了します。

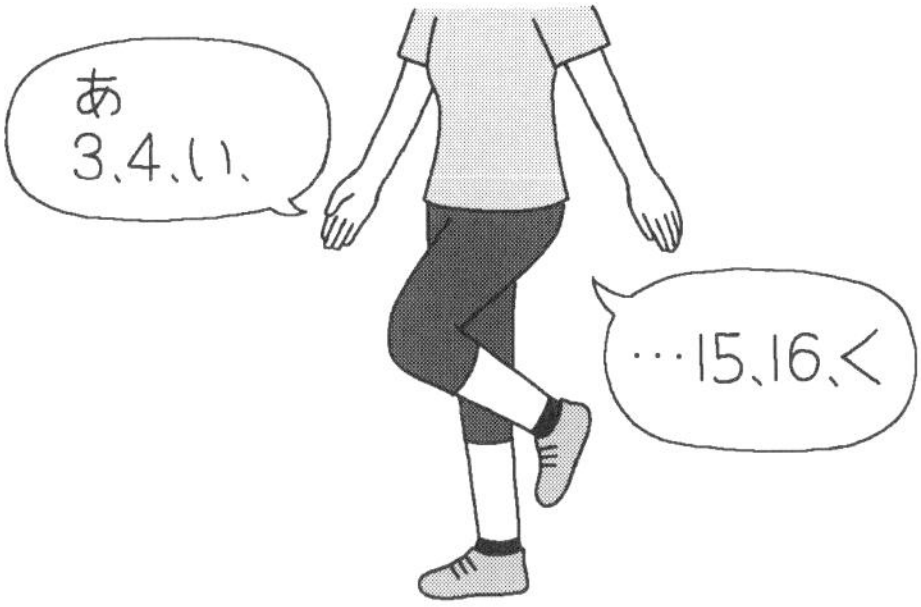

第25条

シナプソロジー　スイッチボール回し

2人がそれぞれ1つずつボールを持ち、数を数えながら、互いにボールを受け渡しします。

慣れてきたら

基本動作

1）2人でイスに座って向かい合い、それぞれ左手に1つずつボールを持ちます。
2）2人で声を出して数を数えます。声に合わせて右手で自分の左手のボールを上からつかんで相手に渡し、同時に左手で相手のボールを受け取ります。
20くらいまで数えてみましょう。

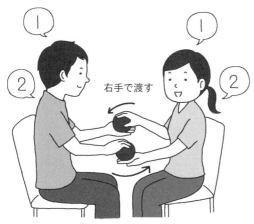

●人数　／2人
●用意するもの　／手の平サイズのボール、お手玉など
●ポイント　／ボールを受け渡しする際は、早くなりすぎないようにしましょう。

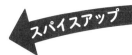

スパイスアップ

スパイスアップ① 3の倍数のときにボールを回す方法を変えます。

基本動作のようにボールをやりとりします。数を数える際、３の倍数のときに、ボールを回す方向を変えます。左手でボールを上からつかんで相手に渡し、同時に右手の平で相手のボールを受け取ります。

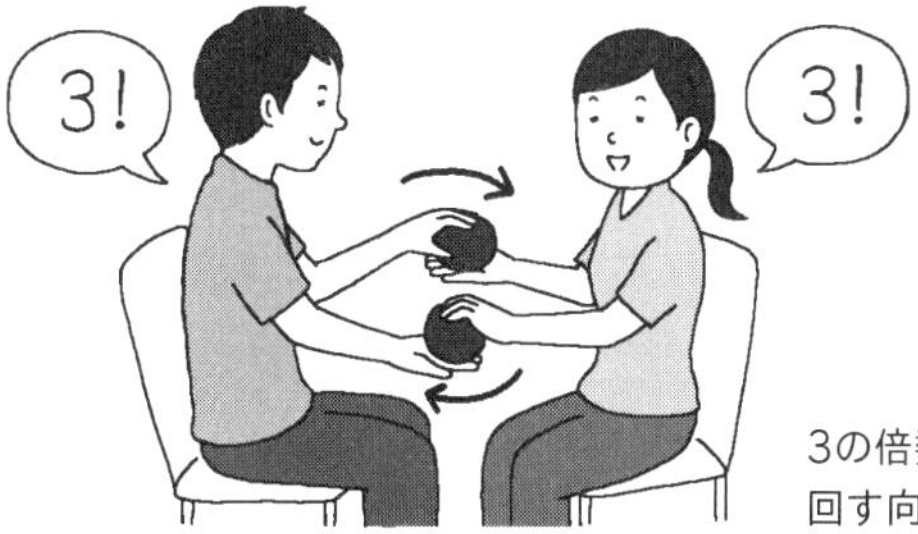

3の倍数でボールを
回す向きを逆にする

スパイスアップ② 7のつく数字のときに、両手でボールを持ち上げます。

スパイスアップ１の動きに加え、３の倍数でボールを回す方向を変え、7のつく数字のときに、両手でボールを上に上げます。

スパイスアップ③ 3の倍数と3のつく数字のときに、ボールを回す方向を変えます。

スパイスアップ2の動きに加え、3のつく数字、3の倍数のときにボールを回す方向を変え、7のつく数字のときにボールを両手で上に上げます。

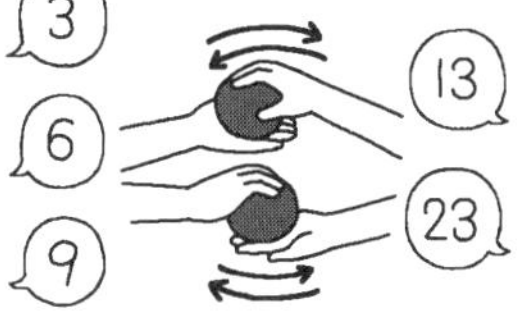

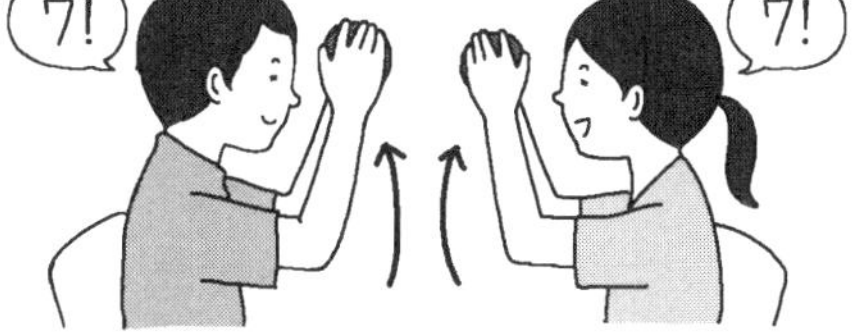

第26条 シナプソロジー ストレッチ4動作

4つの動作を覚え、指示者の指示のもと、もう一人がその動作を行います。

慣れてきたら

基本動作

1）４つの基本動作（「上」「右」「左」「下」）を覚えます。（各５秒）

①「上の動作」
両手を組んで上に伸ばします。

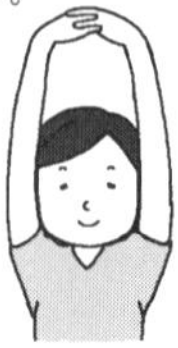

②「右の動作」
左手を右側に伸ばし、もう片方の手を腕に添えます。

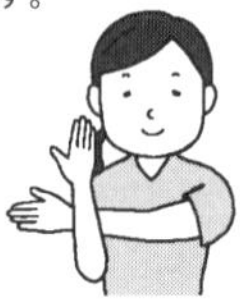

③「左の動作」
右手を左側に伸ばし、もう片方の手を腕に添えます。

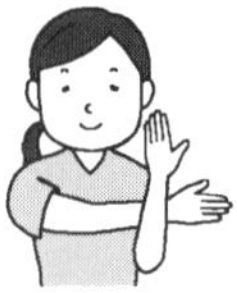

④「下の動作」
両手を後ろで組んで下に伸ばします。

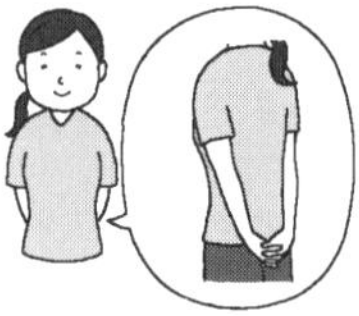

2）指示者が「右」と指示をしたら、もう一人は「右」と言いながら、「右の動作」をします。指示者は「上」「左」「下」とランダムに指示を出し、もう一人はそれに従います。

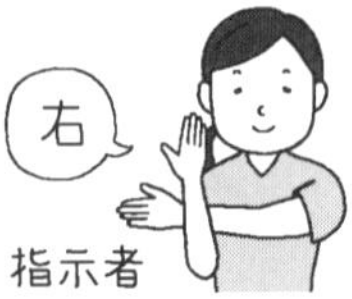

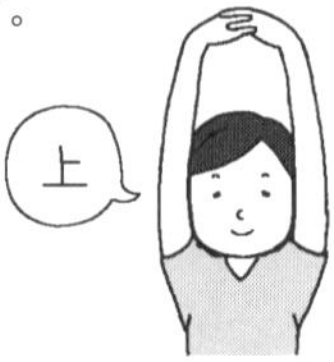

- ●人数　／２人
- ●用意するもの　／なし（座る場合はイス）
- ●ポイント　／伸ばすときは無理のないように、ゆっくりと伸ばします。

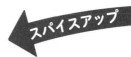

スパイスアップ

スパイスアップ① 基本動作を、「「上」「右」「左」「下」」から「色（赤、青、緑、黄）」に置き換えます。

1）４つの動作を覚えます。

①「赤の動作」
両手を組んで上に伸ばします。

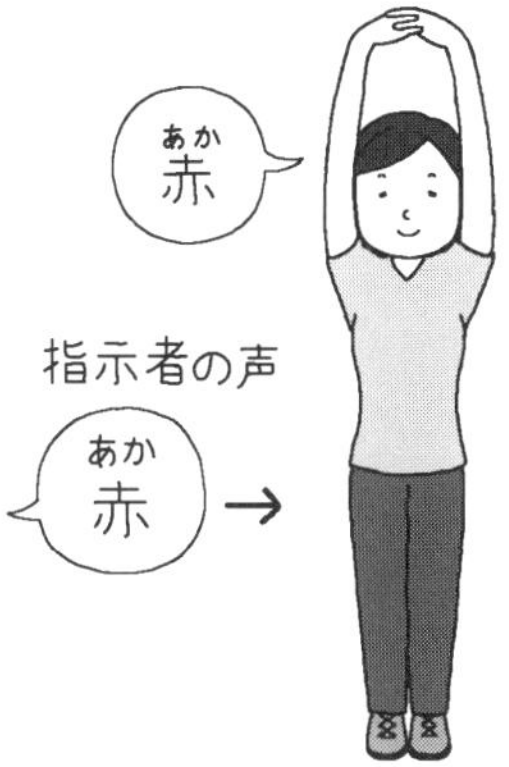

②「青の動作」
左手を右側へ伸ばし、もう片方の手を腕に添えます。

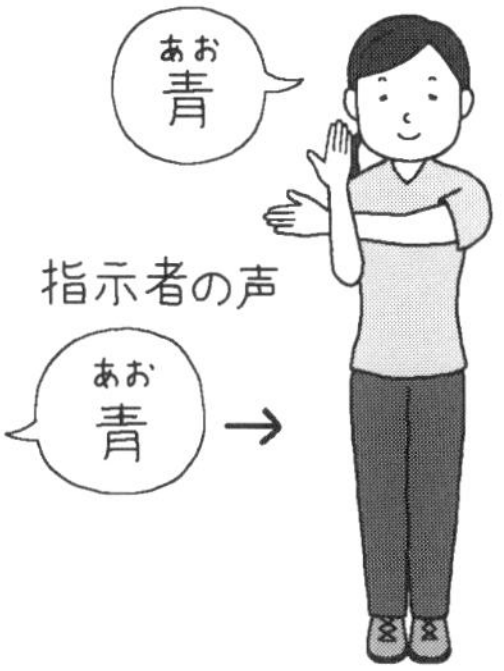

③「緑の動作」
右手を左側に伸ばし、もう片方の手を腕に添えます。

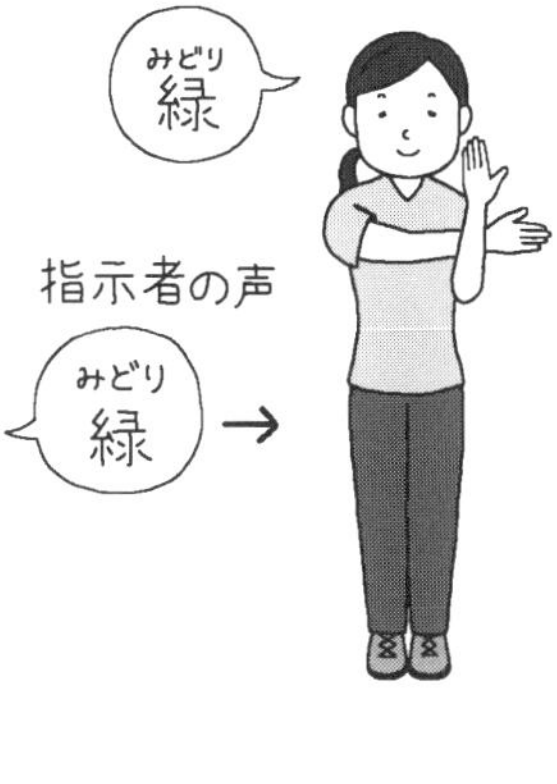

④「黄色の動作」
両手を後ろで組んで下に伸ばします。

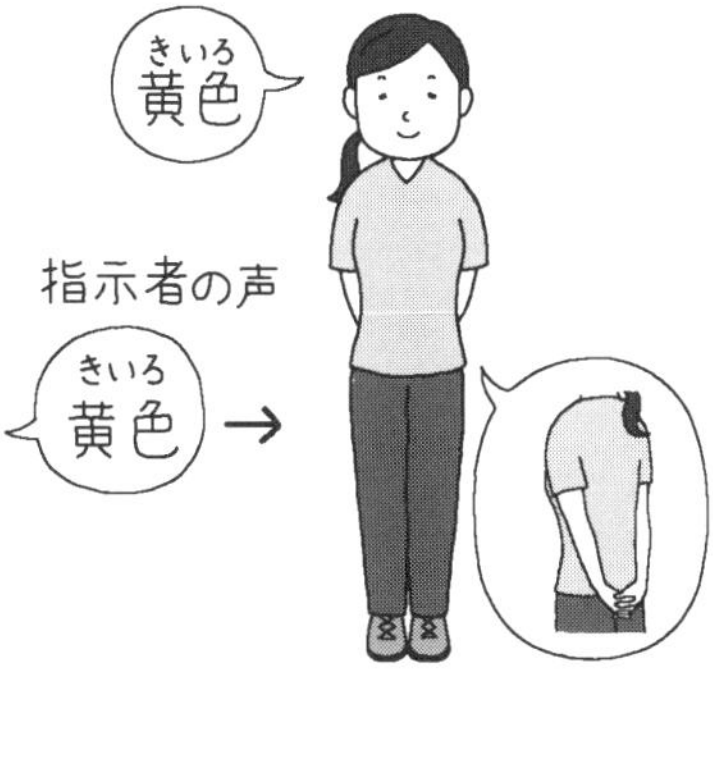

第27条

シナプソロジー　スカーフキャッチ

2人でスカーフを投げ合いながら、野菜や花の名前を思い出しましょう。

慣れてきたら

基本動作

1）2人で立って向き合い、交互に指示を出し合います。投げる人は「左」か「右」と指示を出し、相手に軽く結んだスカーフを投げます。
2）キャッチする人は、聞こえた指示（「左」か「右」）を声に出して言います。そして指示されたほうの手でスカーフをとり、同時に同じほうの足を1歩前に出します。

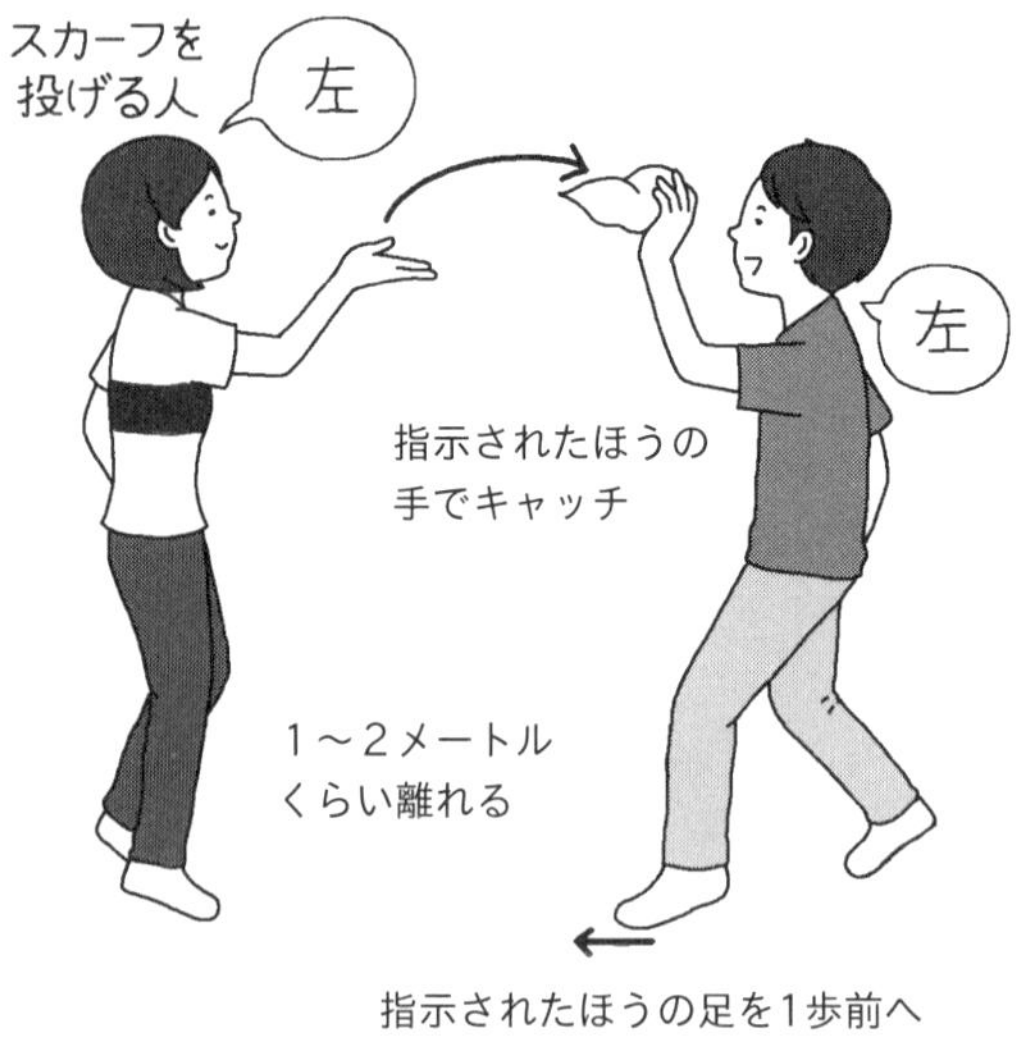
スカーフを
投げる人
左
左
指示されたほうの
手でキャッチ
1～2メートル
くらい離れる
指示されたほうの足を1歩前へ

3）くり返します。

●人数　／2人
●用意するもの　／スカーフ（ハンカチやタオルでもOK）
●ポイント　／投げる人は、指示を言い終えてからスカーフを投げましょう。「左」にするか「右」にするかの指示は不規則に伝えます。

スパイスアップ① スカーフをキャッチする際、足は指示とは反対のほうに出します。

1）投げる人がスカーフを持ち「左」か「右」と言ってから、スカーフを相手に投げます。
2）キャッチする人は、指示を声に出して言いながら、指示されたほうの手でスカーフをキャッチして、足は指示されたほうと反対側を1歩前に出します。

スパイスアップ② 指示する言葉を「右」「左」から「野菜」「花」に変えます。

1）投げる人は、「野菜」「花」などと指示しながら、スカーフを投げます。
2）キャッチする人は、「野菜」と言われたら、右手でスカーフをキャッチして、左足を1歩前に踏み出し、「花」と言われたら左手でスカーフをキャッチして、右足を1歩前に踏み出します。

スパイスアップ③ キャッチする人が「野菜」「花」の名前を言います。

スパイスアップ2の動きで、キャッチする人は、「野菜」と言われたら、野菜の具体的な名前を言い、「花」と言われたら花の名前を言いながら、スカーフを左手でキャッチして右足を前に出します。

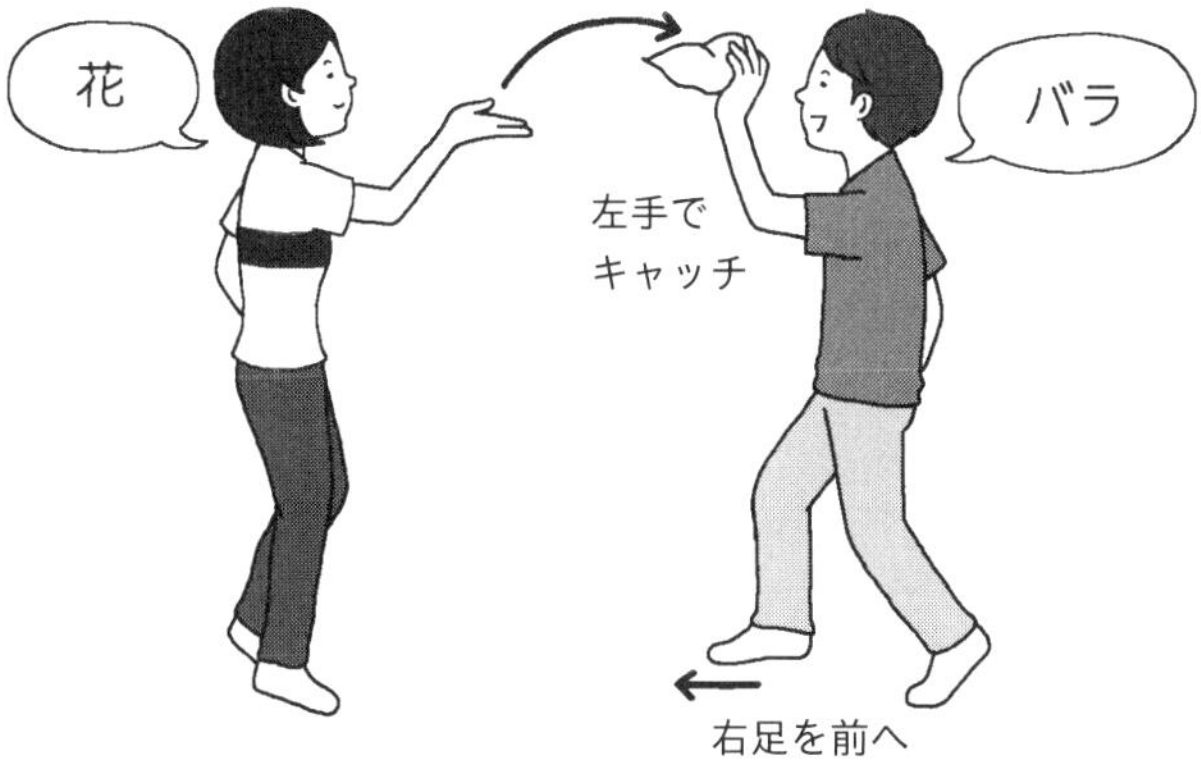

第28条

シナプソロジー スカーフ&グーチョキパー

一方の手はスカーフを持って三角形や四角形に動かし、同時にもう一方の手でじゃんけんの「グー」「チョキ」「パー」を出していきます。左右の手でそれぞれ違う動きをして、脳を活性化させるエクササイズです。

慣れてきたら

基本動作

1）一方の手にスカーフを持ち、もう一方の手は何も持たない状態でスタートします。
2）スカーフを持った手を三角形に動かします。もう一方の手は、じゃんけんのグー（①)、チョキ(②)、パー（③）を出し、両手同時に行い、くり返します。
①「グー」と言いながら、スカーフを持ち上げます。

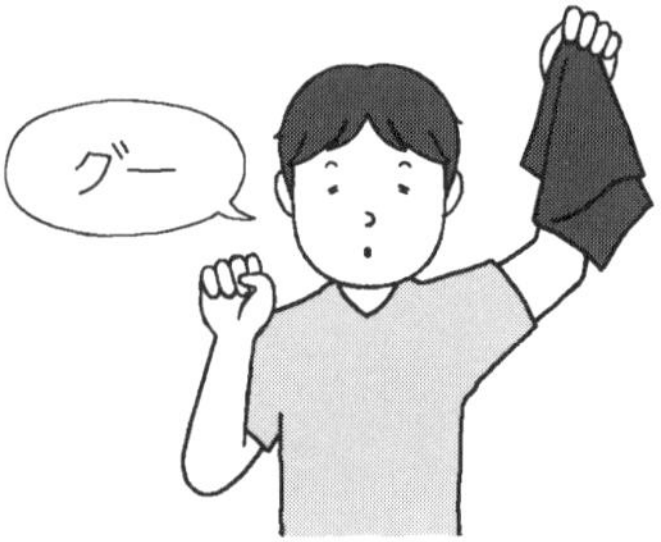

②「チョキ」と言いながら、スカーフを斜めに振り降ろします。

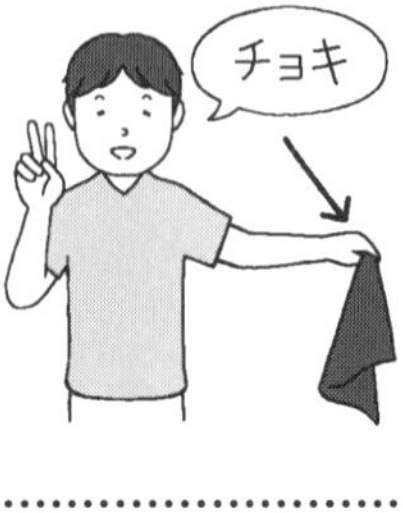

③「パー」と言いながら、スカーフを横に振ります。

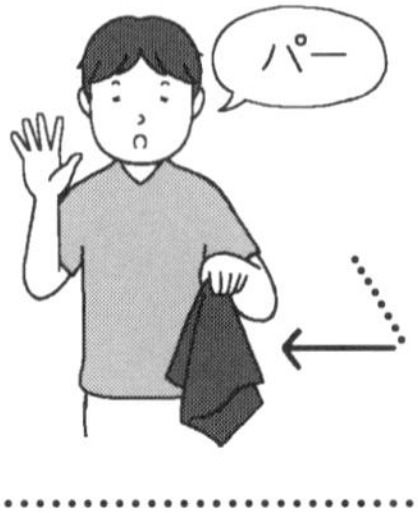

●人数　／１人
●用意するもの／スカーフ、ハンカチなど
●ポイント　／できるだけ大きな動きをしながら、「グー」「チョキ」「パー」と声を出して行いましょう。

スパイスアップ

スパイスアップ① 左右の手を入れ替えます。

スカーフを持つ左右の手を入れ替えて行います。

スパイスアップ② スカーフを持つ手を、三角形ではなく四角形に動かします。

1）一方の手にスカーフを持ち、もう一方の手は何も持たない状態でスタートします。
2）スカーフを持つ手を四角形に動かします。もう一方の手は、じゃんけんのグー（①）、チョキ（②）、パー（③）、グー（④）と続け、両手同時に行います。

① グー

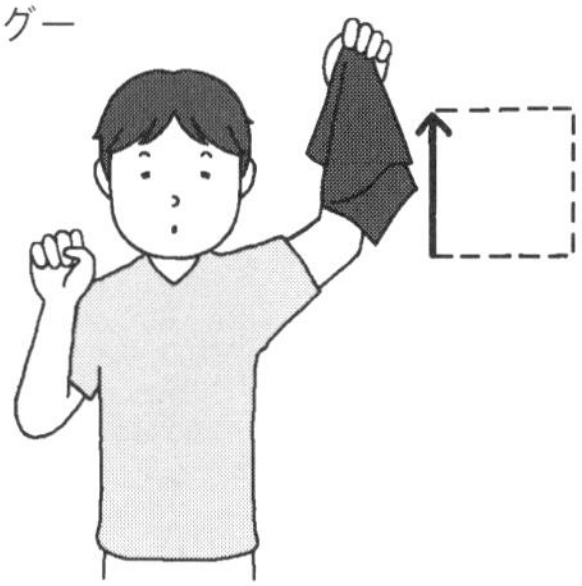

② チョキ

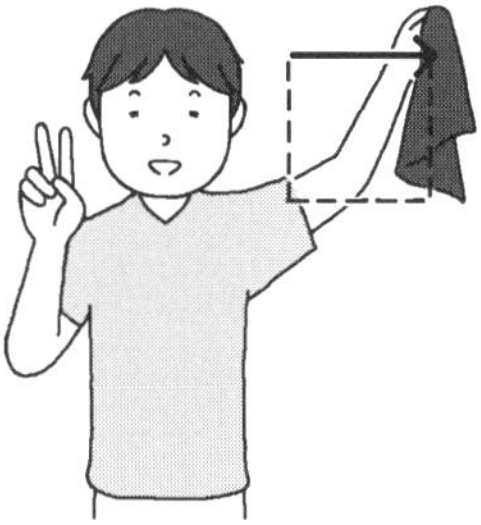

③ パー

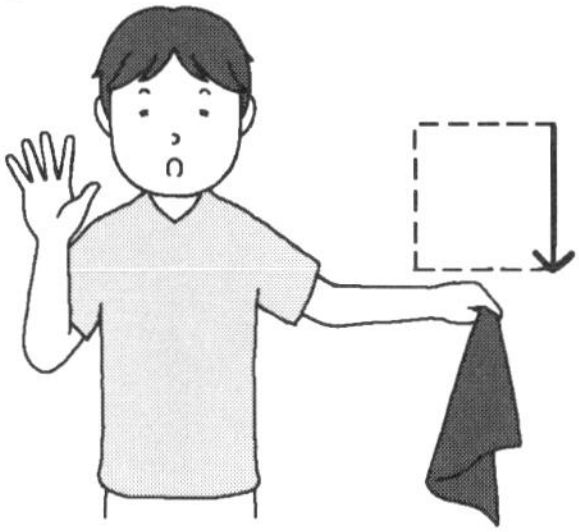

④ グー

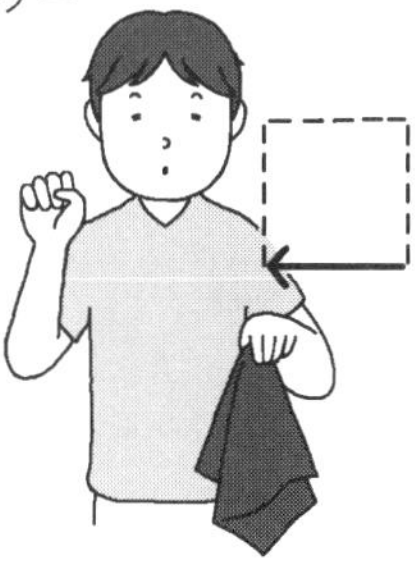

第29条

シナプソロジー 名前ゲーム

4~6人で輪になって、ボールを投げ合いながら、お互いの名前を呼んでいきます。初めて会った人同士なら名前を覚えるきっかけになります。

慣れてきたら

基本動作

1）４～６人で輪になって、１人がボールを持ちます。ボールを持った人は、自分の名前（ニックネームなどでも可）を言いながら、ボールを誰かに投げます。

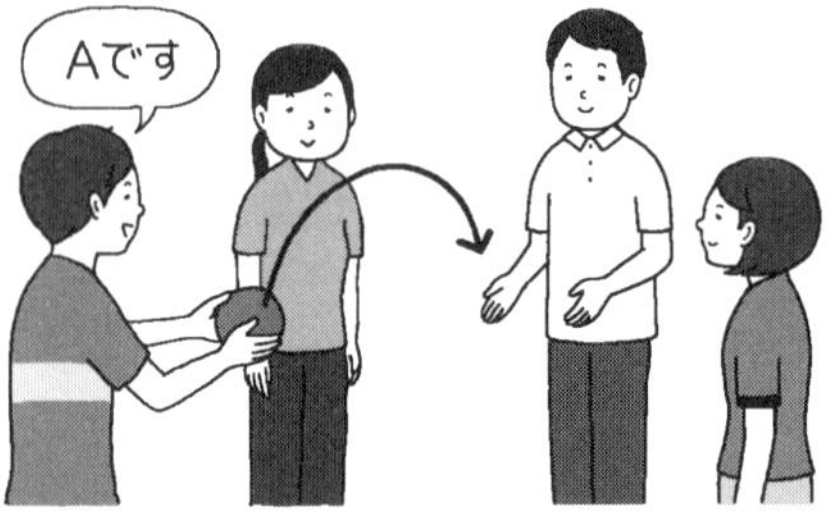

2）ボールを受け取った人は、同じく自分の名前を言いながら、別の誰かにボールを投げ、続けます。

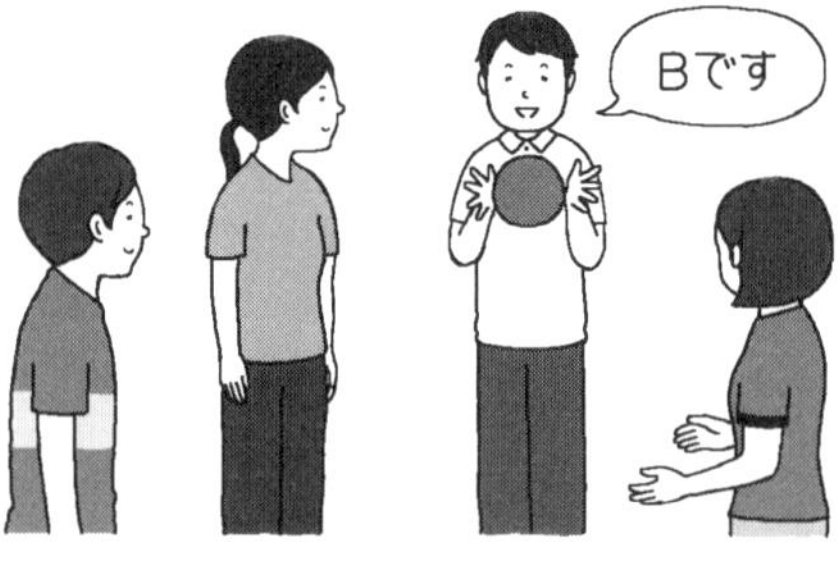

●人数　　　　／４～６人
●用意するもの／色の違うボール２つ
●ポイント　　／ボールは、相手にぶつけないよう山なりに投げましょう。全員の名前を覚えましょう。

スパイスアップ

スパイスアップ① ボールを投げようとする相手の名前を言います。

1）基本動作と違う色のボールを使います。ボールを持った人は、（自分ではなく）相手の名前を言って、その人にボールを投げます。
2）ボールを受け取った人は、次にボールを渡す人の名前を言いながら、ボールを投げます。

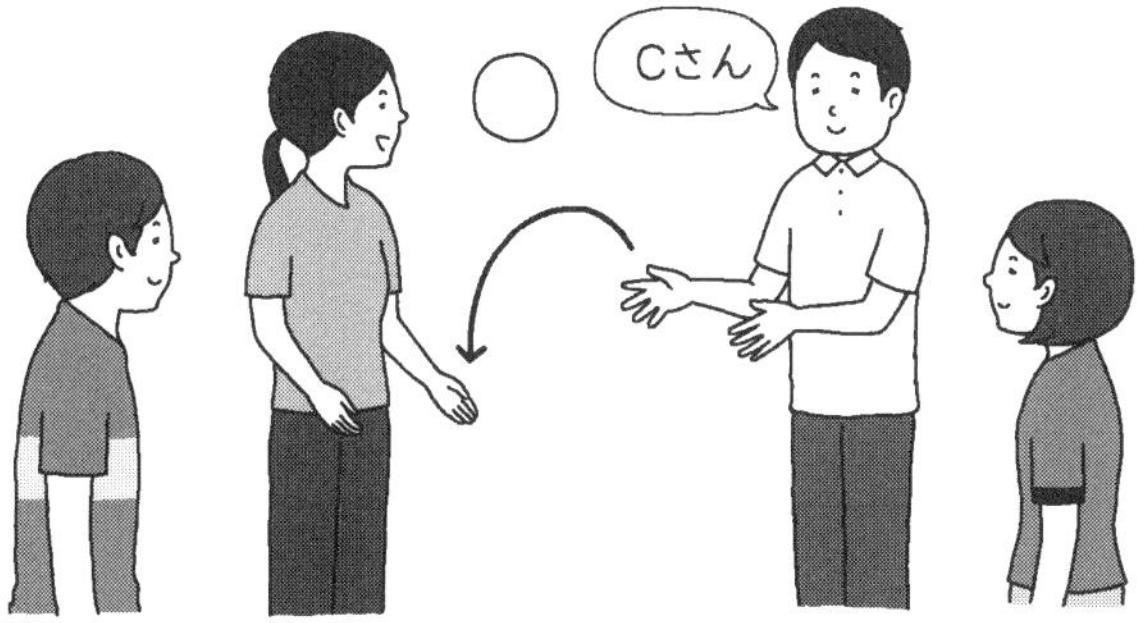

スパイスアップ② 2つのボールを投げ合いながら自分や相手の名前を呼びます。

基本動作で使ったボールは自分の名前を言いながら、もう1つのボールは渡す相手の名前を言いながら投げていきます。

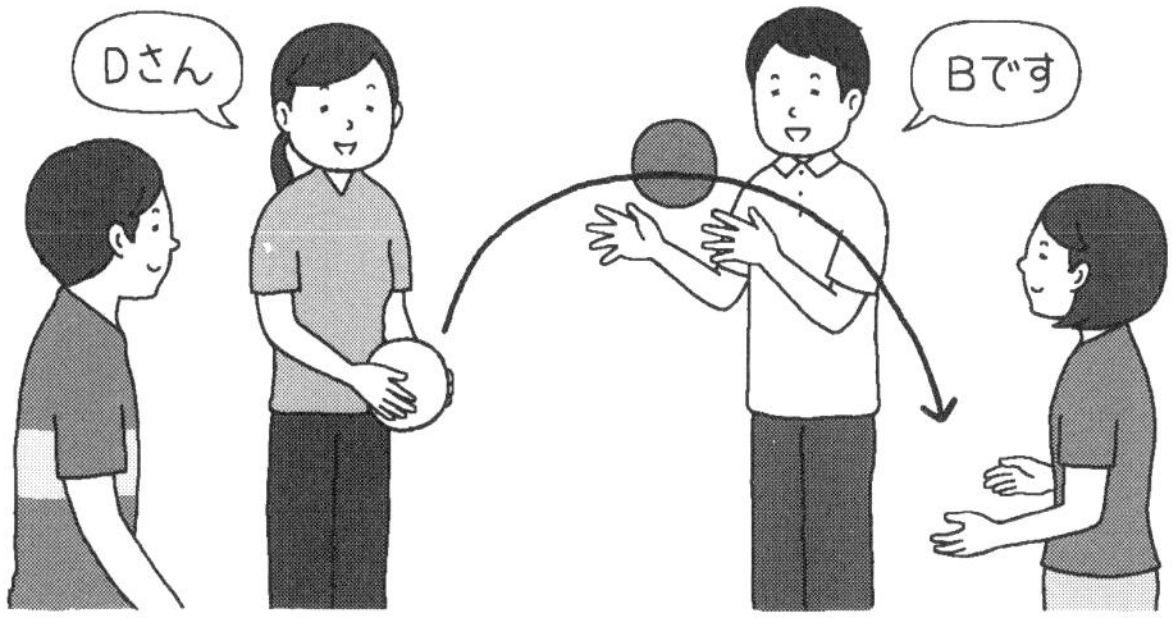

第30条

シナプソロジー 指折りどこさ

わらべうた「あんたがたどこさ」を歌いながら、歌詞の区切りごとに指を折り曲げるエクササイズです。

「あんたがたどこさ」の歌詞

あんたがたどこさ

肥後さ　肥後どこさ

熊本さ　熊本どこさ

船場さ

船場山には狸がおってさ

それを猟師が鉄砲で撃ってさ

煮てさ　焼いてさ　食ってさ

それを木の葉でちょいとかぶせ

●人数　／１人
●用意するもの／なし
●ポイント　／できるだけ大きな声で歌いながら行いましょう。

基本動作

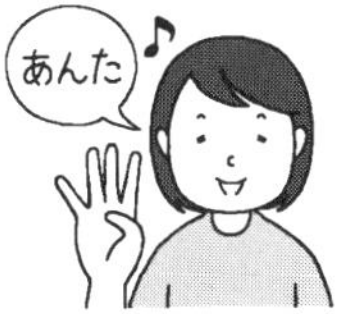

① 片手を上げて、歌い始めの歌詞、「あんた」で親指を折ります。

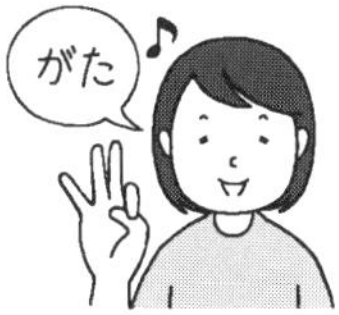

②「がた」で、人差し指を下ります。

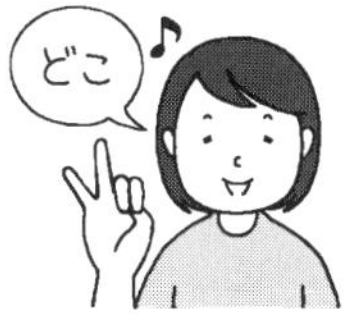

③「どこ」で中指を折ります。

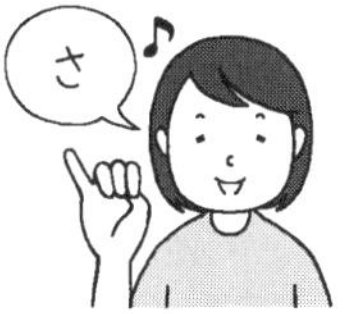

④「さ」で薬指を折ります。

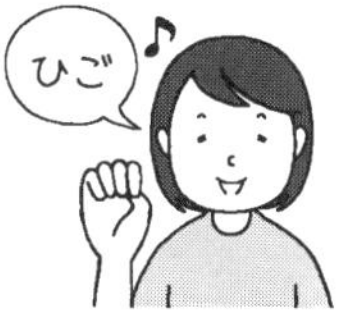

⑤「ひご（肥後）」で小指を折ります。

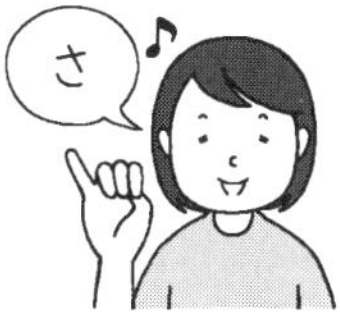

⑥「さ」で小指を伸ばします。

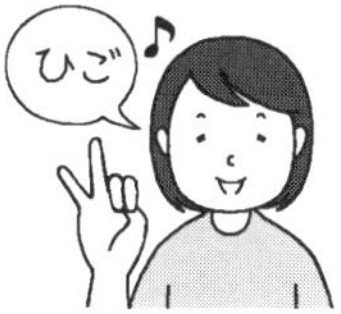

⑦「ひご（肥後）」で薬指を伸ばします。

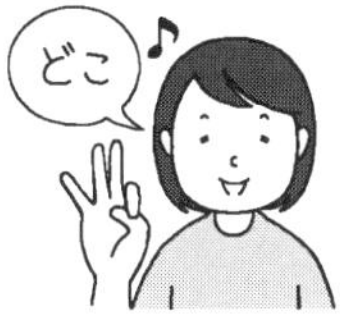

⑧「どこ」で中指を伸ばします。

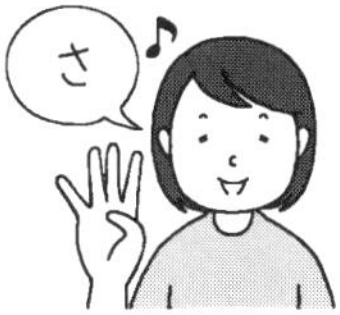

⑨「さ」で人差し指を伸ばします。

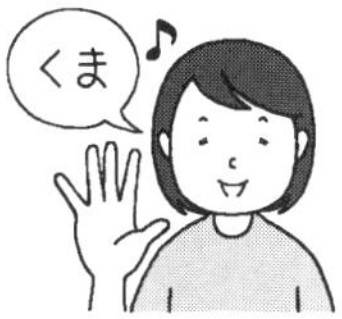

⑩「くま（熊）」で親指を伸ばします。

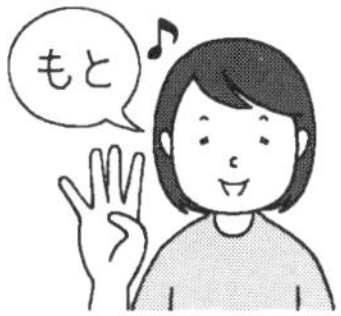

⑪「もと（本）」で親指を折ります。

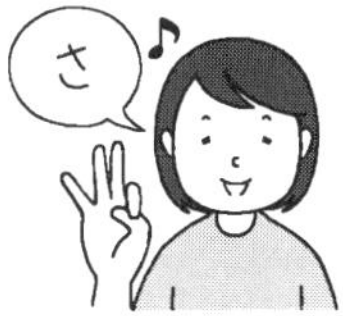

⑫「さ」で人差し指を折ります。

指を折りながら最後まで歌ってみましょう。

スパイスアップ① 歌詞の「さ」のところは指を動かしません。

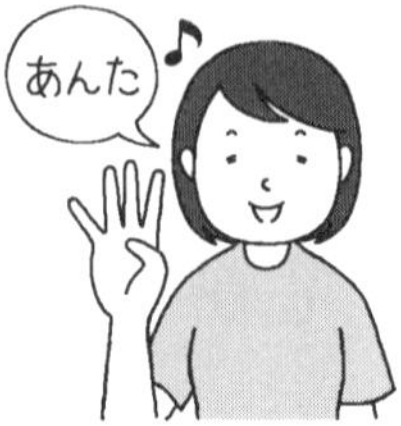

① 片手を上げて、歌い始めの歌詞、「あんた」で親指を折ります。

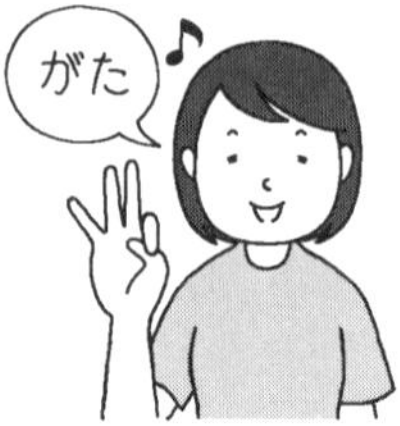

②「がた」で、人差し指を下ります。

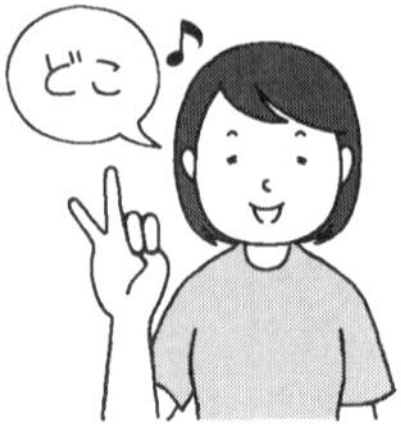

③「どこ」で中指を折ります。

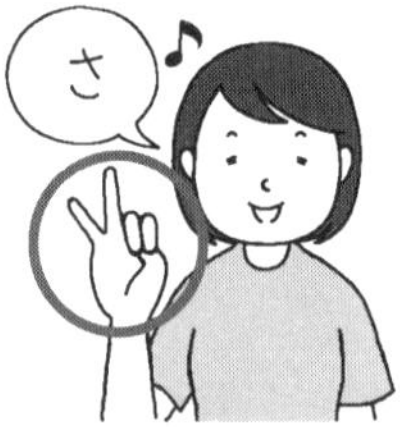

④「さ」は指を動かしません。

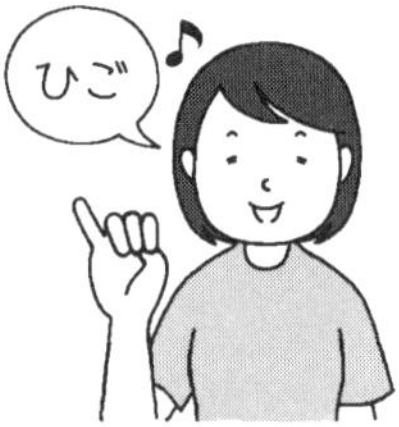

⑤「ひご（肥後）」で薬指を折ります。

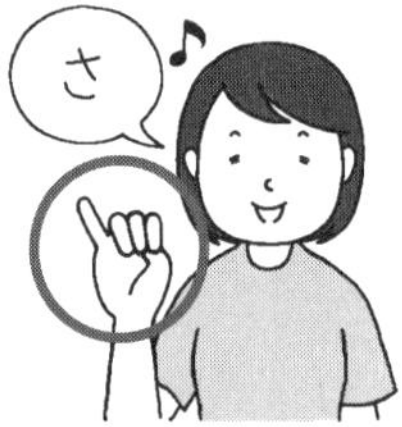

⑥「さ」は指を動かしません。

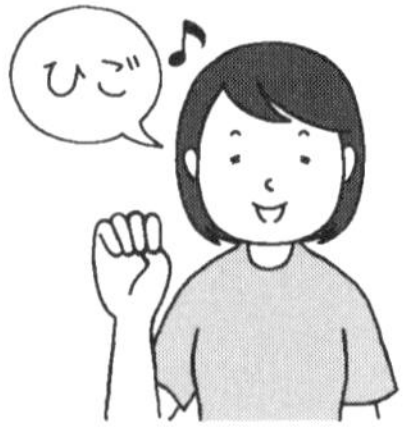

⑦「ひご（肥後）」で小指を折ります。

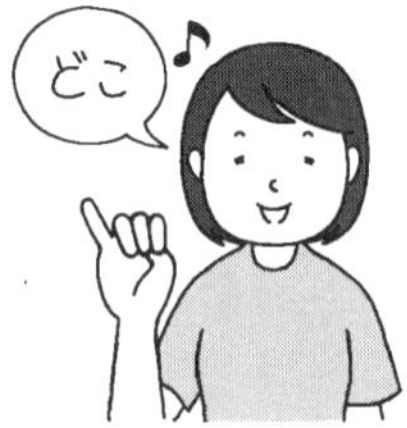

⑧「どこ」で小指を伸ばします。

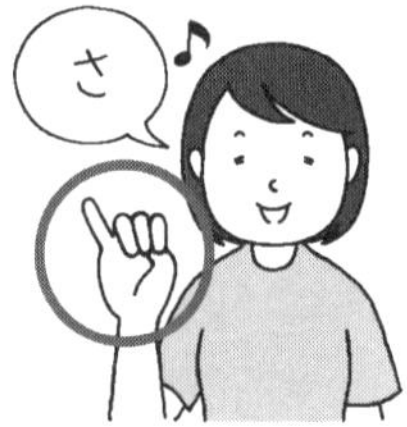

⑨「さ」は指を動かしません。

ペースを気にせず続けて最後まで歌ってみましょう。

5章

認知症と軽度認知障害（MCI）

認知症とは？

認知症という言葉の定義は、「認知機能の障害によって、生活に支障をきたすようになった状態」です。

私たちには、認知機能があるからこそ、「自分は、4月10日の今日、11時に、東京の中央区にあるデパートで買い物をしている」というように、現状を把握することができますし、「私は、小学生の6年間、千葉県千葉市に住んでいて、中学校入学時に埼玉県大宮市に引っ越しした」と過去のことも説明ができます。

認知機能とは、主に左表のような能力のことです。

「記憶」は、その名の通り、物事を覚えることです。体験したことや勉強したこと、大昔のことも5分前のことも、私たちは記憶することによって、思い出すことができます。認知症が進行すると、とくに、最近のこと、体験したことが覚えていられなくなる傾向にあります。

「視空間認知《しくうかんにんち》」は、見たり聞いたり、五感を通じて状況を把握することで、この力

認知機能とは？

記憶	物事を覚えている能力。認知症の場合は、とくに最近のことほど覚えていられなくなります。
視空間認知	五感を通じ、周囲の状況を見たり聞いたりして把握できること。認知症が進行して、道に迷ったり、時計がゆがんで見えたりするのは、視空間能力が関係しています。
見当識	主に、人、時、場所を認識する能力です。自分の現在の状況が把握できるのは見当識があるからです。
言語	脳の障害によって、言いたい言葉やものの名前が出てこずに、「あれ、それ」が増えます。進行すると、読み書きが難しくなる場合もあります。
遂行	物事の段取りをしながら、状況を考えて実行することです。料理をする際に、お湯をわかしながら、おかずを２品同時に作る行為は、遂行機能が働いています。
注意	物事に注意をする能力です。認知症になると、注意できる範囲（キャパシティー）が減ります。たとえば、今までは気を配っていた身だしなみが乱れたり、もの忘れが生じたりします。

によって、自宅の場所、いつもの通勤経路などを把握することができます。

「見当識《けんとうしき》」は、主に、人、時、場所のことで、家族や友人の名前、現在の季節や時刻、住んでいる場所などを把握することです。

認知症になると、見当識の中で、時間を認識する能力がいちばん最初に弱くなるといわれています。その理由のひとつとしては、人や場所よりも、時間や季節を認識するほうが、ヒントが少ないということが考えられます。例えば、人や場所に関する記憶には視覚的な情報が多く、記憶に残りやすいのですが、時間には、そこまで印象に残る要素がありません。

記憶や見当識などの認知機能が衰えた状態で

では、生活に障害が生じます。歩くこと、食事、入浴、排せつ、電話、買い物、食事の準備、仕事、友人と会うなど、生活そのものと言って過言ではないでしょう。

また、認知症が進行すると、特徴的な症状である徘徊や過食、異食などがあらわれる人もいます。自分の置かれている場所や日時、状況もわからなくなります。わからなくなるというのは、どなたにとっても怖いものです。

現在では、5人に1人の割合で認知症を発症するといわれ、他人事ではなくなってきました。発症すると完治は難しいのが現状です。

ただし、悲観的な話ばかりではありません。現在、世界中の研究者によって、認知症の治療、予防に関する研究が進められています。すぐに実用化できることは難しいでしょうけれど、期待含みの意見ではありますが、有効な研究結果が発表されるニュースがかけめぐる可能性はあります。

また、たとえ認知症が進行しても、多くの場合、その人らしさは残ります。性格傾向はもちろんのこと、絵が得意だった人、手芸が得意だった人、散歩が好きだった人、水泳が好きだった人、旅行が好きだった人など、その人の個性や得意だった部分は、比較的残るものです。

中核症状と周辺症状

認知症の症状には、記憶や見当識の障害、徘徊、過食、異食などがあり、これらは、下記のように大きく2つに分けられます。

「中核症状」は、記憶障害など認知症の診断の決め手となるもので、脳の神経細胞の死滅（p148参照）などが影響しています。

一方の「周辺症状」は、症状の出方に個人差があります。多くの場合、過去の暮らし方や環境が反映される症状があらわれ、その人らしさが出る部分といえます。

次ページに、認知症があらわれる原因となる主な病気をまとめましたのでご覧ください。

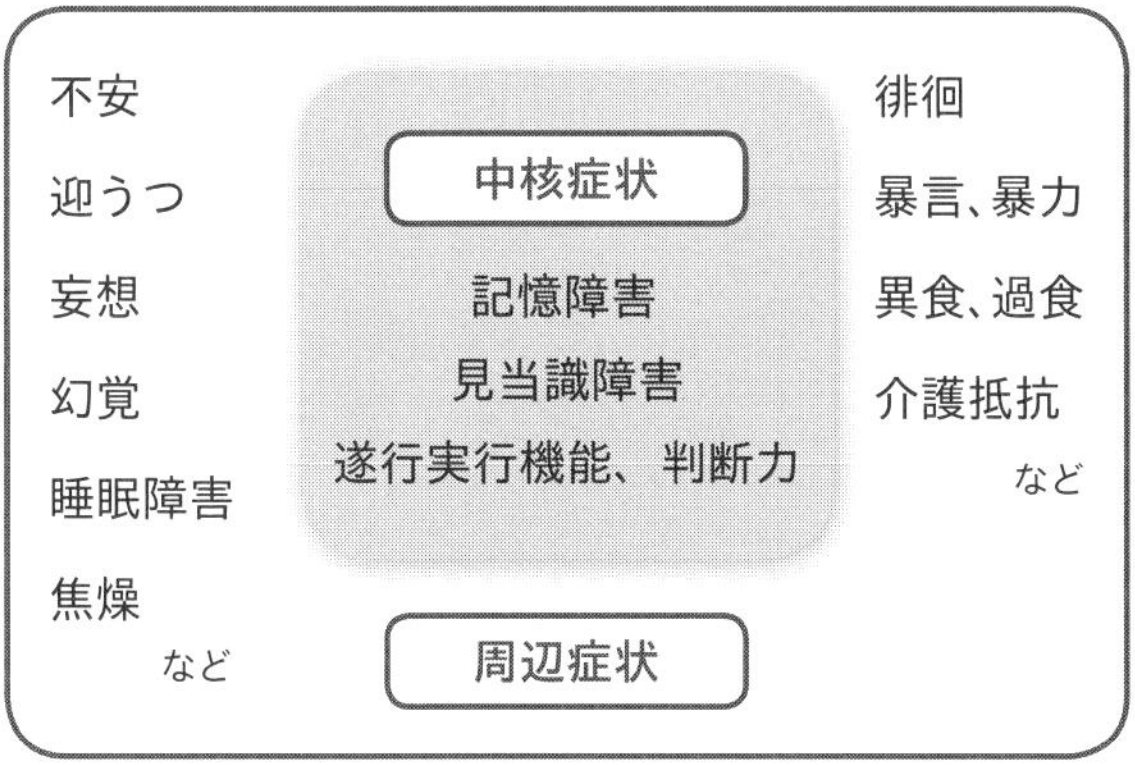

病名	原因	症状	治療方法
●脳の神経細胞の変性による疾患			
アルツハイマー型認知症	アミロイドβというタンパク質が、脳に蓄積する過程で毒性を持ち、神経細胞を死滅させることで発症します。 アミロイドβの蓄積は、病気が発症する20年ほど前から始まっていると考えられていて、発症の前段階には必ず軽度認知障害（MCI）の状態があります。 認知症患者さんの約60%がアルツハイマー型認知症です。	進行性の記憶障害で、完治は難しい病気です。初期の段階で目立つのは、人名や言い慣れているはずの言葉が出てこないなどのもの忘れ、料理や仕事の段取りが立てられなくなるなどです。 進行すると、体験したことそのものを忘れるエピソード記憶の障害や、つい先ほど行ったことを忘れるなど短期記憶の障害などが起こります。 そのほか、人、時、場所などを把握する見当識、見たり聞いたりしたことを把握する視空間認知が衰えます。	進行を遅らせるために、薬物療法（ドネペジル（商品名アリセプト）、ガランタミン（商品名レミニール）、リバスチグミン（商品名リバスタッチパッチ、イクセロンパッチ）など）を行う場合があります。
レビー小体型認知症	レビー小体というタンパク質が、大脳皮質や脳幹に溜まって、毒性を持ち、神経細胞を死滅させることで発症すると考えられています。 レビーは、発見した医師の名前です。	主な症状に、幻覚があります。例えば、実際にはいないのに、「大きくて黒いシェパードがこちらに向かって走ってくる」など、描写が比較的具体的です。 その他、せん妄（脳の障害によって一時的に引き起こされる意識障害のひとつ。興奮して奇声を発したり、大騒ぎしたりする場合があります）、睡眠中の寝ぼけなどがあります。 進行すると、体の硬直、動作の緩慢さなどパーキンソン病に似た症状があらわれる方もいます。	進行を抑える目的で、薬物療法（ドネペジル（商品名アリセプト）を行う場合があります。
前頭側頭型認知症	脳の前の領域である前頭葉、側面の側頭葉に萎縮が生じることで認知症が起こります。 前頭葉は、思考、行動、言動、意欲など脳の中枢的な役割をしています。 側頭葉は、言語の理解や、記憶、聴覚や嗅覚などに関係する場所です。	初期は、記憶障害があまり強くありませんが、人格の変化が生じる特徴があります。 例えば、前頭葉の障害による影響で、奇妙な行動をしたり同じ行動を繰り返したり、物事に無頓着になってだらしなくなったり、無気力、無責任などの意欲低下から、店内で支払いをしないまま店を出てしまうという行為をする方もいます。側頭葉の障害による影響では、言語障害などが起こったり、腐った食べ物を食べてしまう、などの症状があります。	現時点では、進行を抑えたり、コントロールできる適切な薬は残念ながらありません。症状については、緩和する目的で薬物療法を行う場合があります。
●その他	パーキンソン病、ハンチントン病、進行性核上性麻痺、脊髄小脳変性症など		

認知症があらわれる原因となる主な病気

病名	原因	症状	治療方法
●脳の血管性疾患			
脳血管性認知障害	脳梗塞（血管に血の塊がつまる）や脳出血（血管が破れて出血）、くも膜下出血によって、脳の一部の神経細胞に栄養や酸素が行き渡らなくなり、神経細胞が死滅することで脳の機能が低下します。 脳梗塞や脳出血は、突然発症することが多く、病気の発症と同時に認知症の症状があらわれることがあります。病気になる主な原因は、生活習慣病だと考えられています。	記憶障害や言語障害などがあらわれやすく、そのほか、歩行障害や運動麻痺、しびれ、めまいなどが起こる方もいます。 脳血管性障害の病気を治療することで、進行が収まる方、認知症の症状が改善する方もいます。	初期では、危険因子である高血圧、糖尿病、脂質異常症など生活習慣病を改善したり、コントロールするための薬物療法が中心となります。 ただし、小脳という部分にできた大きな脳梗塞や、大脳全体に梗塞が及ぶ時などには外科手術を行います。
●打撲など外傷、及び外科的疾患			
慢性硬膜下血腫	頭を強く打った1～3カ月後に、硬膜下（頭蓋骨と脳の隙間）に血腫（血のかたまり）がたまり、脳が圧迫されることで起こります。比較的高齢者に多く、本人が覚えていないほどのごく軽度の打撲でも起こる可能性があります。	頭痛や歩行障害、運動麻痺とともに意欲低下や見当識などの認知機能障害も出現します。ＣＴで簡単に診断でき、脳の手術で症状は完全に治ります。	CT検査で診断して、手術により血腫を取り除くことで症状が改善します。
正常圧水頭症	脳と頭蓋骨の間には、脳を守るために脳せき髄液という液体が流れています。この脳せき髄液が、脳の中心部にある脳室に過剰に溜まり、脳室が大きくなって脳を圧迫させることで生じます。発症の原因がわかっていない特発性正常圧水頭症と、ほかの病気が起因となって起こる続発性正常水頭症があり、特発性は、65歳以上の高齢者に多い傾向にあります。	初期にあらわれるのは歩行障害です。特徴としては、左右の足幅を広げてヨチヨチと小股になったりすり足で歩いたりする場合があり、「チャップリンのようだ」と称されることもあります。進行すると立ち上がれなくなる方もいます。 また、尿失禁、頻尿なども起こります。このほか、注意力や意欲の低下から無気力になる方もいます。	初期であれば、外科手術（シャント手術）で、脳の髄液を排出することで、認知症の症状の改善ができます。 ただし、発見が遅れると脳の損傷が進み、治療の効果が期待できません。
●腫瘍性による疾患			
脳腫瘍	脳以外でできた腫瘍が転移する転移性脳腫瘍が原因の場合と、脳内の細胞が腫瘍となった原発性脳腫瘍が原因の場合があります。	慢性的な頭痛、嘔吐、視界の異常や手足のしびれ、言語障害などがあります。	腫瘍摘出の外科手術を行います。

コラム

●認知症とうつ病●

やる気が起きず、何をしていても楽しく感じなかったり、食欲不振、睡眠不足などにより、注意力や判断力が落ちたりして、認知症を疑い、受診する人がいます。たいていの場合、もの忘れの自覚があり、ボケてしまったと悩んでいます。しかし、お話を聞くと、今日が何月何日かわかっています。ダブルブッキングなどのトラブルもないようです。計算などもすぐにできますし、いつもの通勤路で道に迷ってしまったなどというような日常生活に支障もないようです。

画像検査をしても、脳の萎縮や血流の異常もみられません。

その他、日頃の様子や症状を細かく聞いていってからの判断になりますが、このようなケースは、うつ病と診断される場合があります。

うつ病と認知症や軽度認知障害（MCI）には、密接な関係があります。MCIの人はうつ病になりやすく、うつ病の人もMCIになりやすい傾向があります。異なるのは、うつ病の人のMCIは治る可能性がありますが、MCIの人が併発しているうつ病は認知症にコンバートする可能性が高まります。

うつ病は、きっかけとなる出来事があって発症する場合が多く、記憶障害はあまりありません。抗うつ薬などの治療薬があり、症状が治ればアルツハイマー型認知症などにコンバートすることはありません。ただし、病気を放置していると、コンバートする可能性が生じます。

一方、アルツハイマー型認知症でうつ病もある人は、症状が進行しやすいといえます。脳血管性認知症の人の場合は、元となる病気を治療できれば、認知症の症状が改善する可能性があります。

認知症や軽度認知障害とうつ病の関係性

● 軽度認知障害(MCI)とうつ病を併発 認知症にコンバートする可能性があります。	**● 認知症とうつ病を併発** 認知症の完治は難しいけれど、うつ病の症状は治療によって改善する可能性があります。
● うつ病のみ 治療で症状は改善します。	**● 認知症のみ** 完治は難しく、進行します。

赤ん坊にも発生するアミロイドβ《ベータ》が「蓄積」するのは40代頃から

今まで、アルツハイマー型認知症の原因は、大脳皮質にアミロイドβというタンパク質が蓄積することだと考えられていて、これを「アミロイド仮説」と呼んでいました。アルツハイマー型認知症の人の脳にみられるのは、次のような特徴です。

- **大脳皮質などの神経細胞の周囲に、タンパク質の一種、アミロイドβが沈着している。**
- **タンパク質の一種、アポリポタンパク遺伝子4型を持っている**（アポリポタンパク質は、2型、3型、4型の3種類があり、どなたにでも存在するもの）。
- **脳全体に神経原繊維化が生じている**（神経原繊維化とは、タウという構成成分からなるタンパク質の一種に、リン酸という物質が過剰に結合して、繊維化した状態）。

アミロイドβが凝集したかたまりは、高齢者の脳に多くみられる物質であることから、老人斑とも呼ばれています。この、老人斑（アミロイドβ）をなくせばボケずにいられると考えられていました。

しかし実際には、アミロイドβは認知症の人だけに発生する物質ではありません。

また、高齢者になってから出現するものではなく、認知症発症の25年ほど前から蓄積し始めていることがわかっていました。認知症を発症する年齢は幅広く分布していますが、もっとも多いのは、65歳前後以降の発症です。つまり、アミロイドβは、高齢者に限ったものではなく、40代から溜まり始めていることになります。

そのように聞くと、恐ろしく感じるかもしれませんが、アミロイドβは、実際には日常生活の中で出る生活ゴミのような存在です。ゴミは、都度ゴミ捨て場に持っていき、処理すればそれほど溜まりません。家ならば、掃除をこまめにすれば埃は溜まりにくくなります。同様に、人間の場合は、臓器や体液などの働きによってアミロイドβが処理されていきます。

アミロイドβは、生まれたての赤ん坊にですら発生している物質です。20代、30代頃までは、新陳代謝も良く、処理能力も十分ですので溜まることはありません。しかし、40代を過ぎると基礎代謝能力が衰え、贅肉がつきやすくなるのと同様に、アミロイドβの処理も追いつかなくなって蓄積されていくのです。

つまり問題は、アミロイドβの発生ではなく、蓄積していく過程なのです。

アミロイドβは、脳の神経細胞が死滅した焼け跡のようなもの

現在、アミロイドβの存在は、アルツハイマー型認知症の直接的な原因というよりは、神経細胞が死滅した「結果」だと考えられています。

例えていうならば、脳の神経細胞が燃え、その燃えかすがアミロイドβの集合体である老人斑です。

アルツハイマー型認知症の直接的な原因が、アミロイドβの蓄積ではないのであれば、「ボケる」、つまり記憶障害の原因はなんでしょうか。

問題は、アミロイドβが溜まって

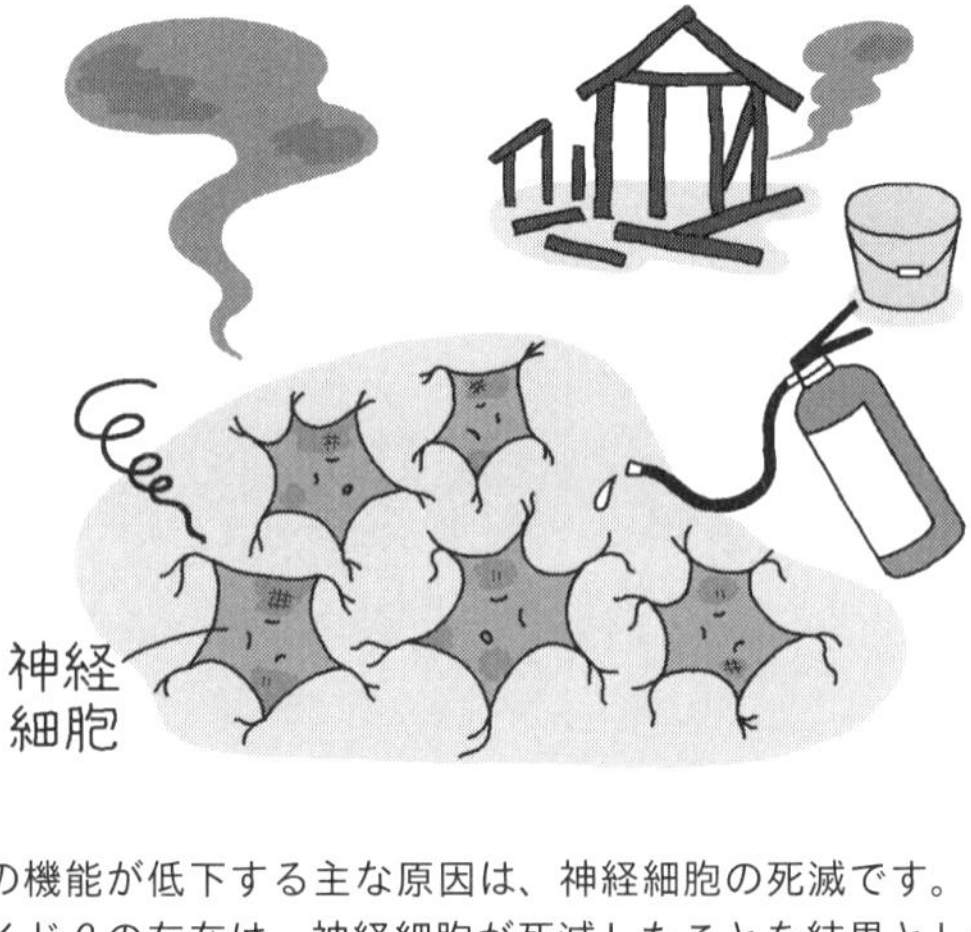

脳の機能が低下する主な原因は、神経細胞の死滅です。アミロイドβの存在は、神経細胞が死滅したことを結果としてあらわします。

いくプロセスにあります。アミロイドβは、蓄積を続ける過程で、増えると次第に毒性を持ち、脳の中の元気な神経細胞を殺します。すると、例えばもともと1000個あった神経細胞が500個、400個、300個と減ってしまいます。

ボケる原因とは、この脳の神経細胞が死滅して減ることで、情報をやりとりする脳のネットワークが従来のように組めなくなってしまうからなのです。

次ページでは、脳の働きについて説明しましょう。

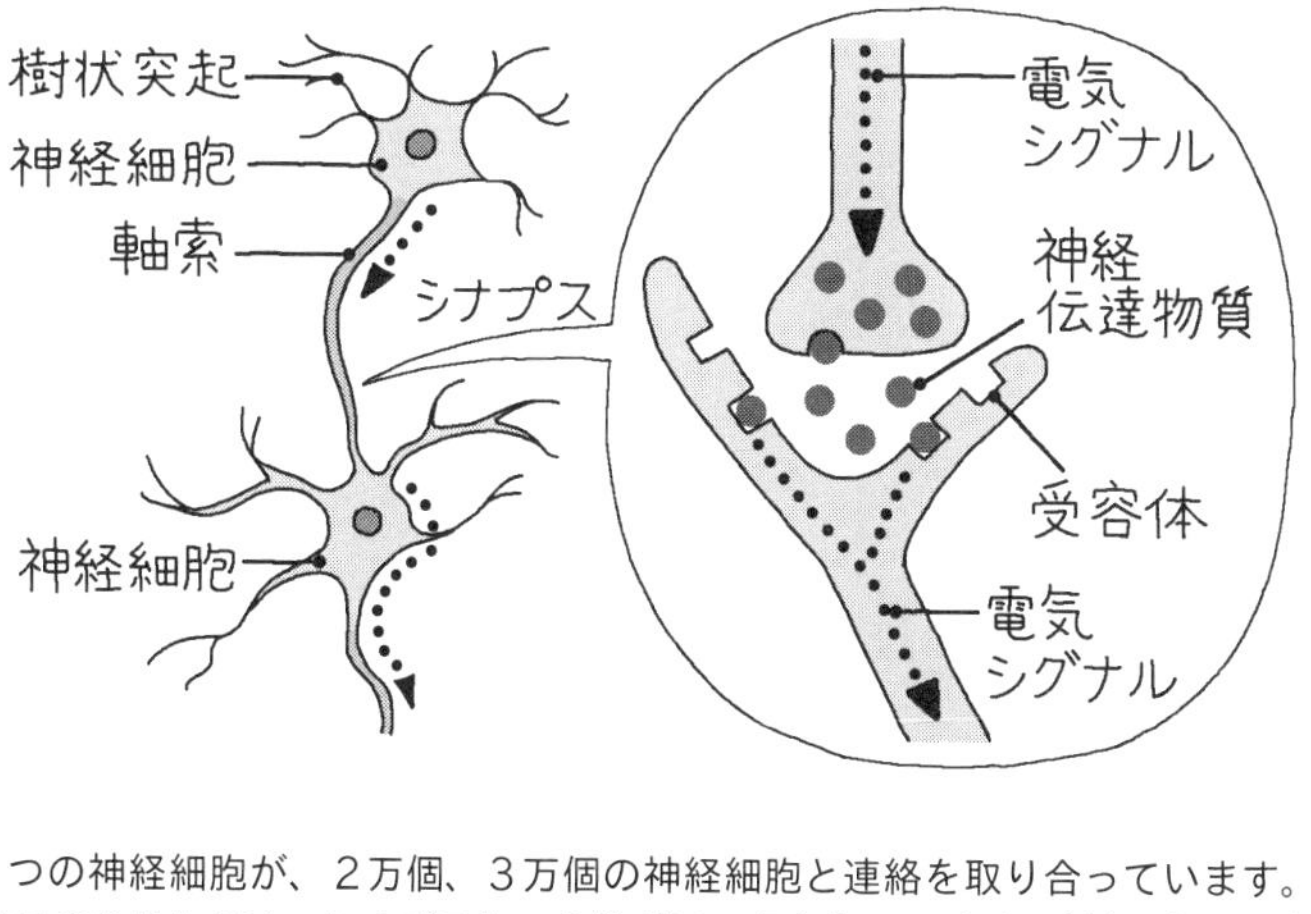

1つの神経細胞が、2万個、3万個の神経細胞と連絡を取り合っています。信号のやりとりは、シナプスという継ぎ目で行われています。情報がシナプスに伝わると、次の神経細胞に伝えるのです。

脳の働きと役割

◉前頭葉、側頭葉、頭頂葉、後頭葉

左記の図をご覧ください。脳の中には、さまざまな機能を担う場所があります。脳の前の部分である「前頭葉」は、思考、行動、言語（話す、書くなどのアウトプット）、意欲などを担っています。

「側頭葉」は、聴覚、嗅覚、情緒、感情、言語（読む、書くなどのインプット）、記憶に関係しています。いい匂いがしたとか、甘くて美味しい、面白い本に出会って嬉しくなったというような気持ちは、この側頭葉が担当しています。側頭葉は、記憶にも関係していて、感情が動かされた出来事が記憶しやすいのはこのためです。

頭上の「頭頂葉」は、温かい、痛い、重たい、匂いなどの感覚や方向感覚などを担っています。

後ろ側の「後頭葉」は、目から入る情報を処理、解析している視覚を担当しています。

前頭葉

思考、行動、言語、意欲などを担っています。

頭頂葉

温かい、痛い、重たいなどの感覚や、身体の感覚、方向感覚などを担っています。

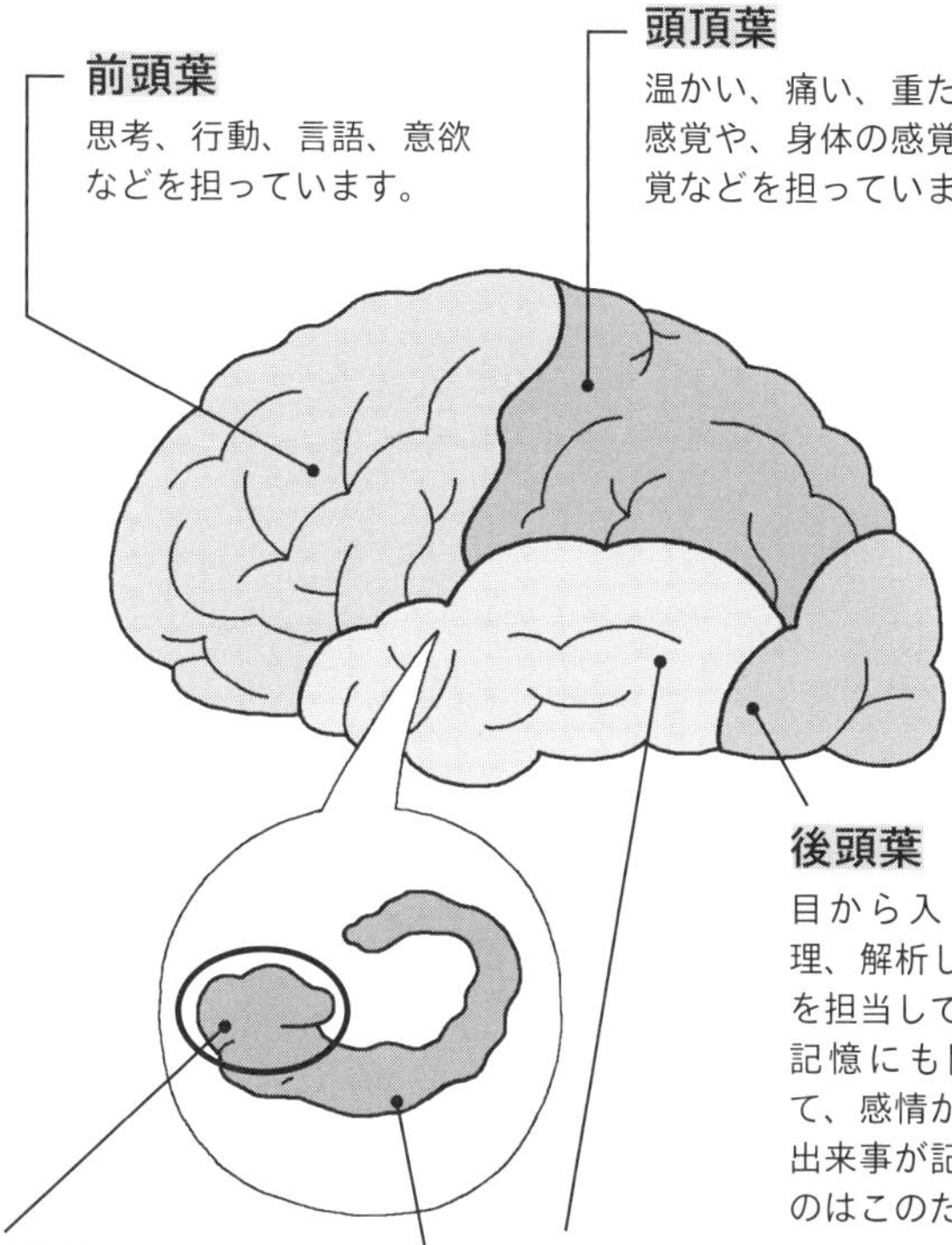

後頭葉

目から入る情報を処理、解析している視覚を担当しています。
記憶にも関係していて、感情が動かされた出来事が記憶しやすいのはこのためです。

扁桃体

不安、恐怖心、好き嫌いなど、感情的な要素を司っています。海馬のすぐ近くにあり、情報をやりとりしています。好きなもの、興味のあることほどよく覚えていられるのは、両者が密接に関係しあっているからです。

側頭葉

聴覚、嗅覚、情緒、感情、言語、記憶に関係しています。美味しい、面白いなどの気持ちは、側頭葉が担当しています。

海馬

記憶に関する司令塔です。ついさきほど、見たり聞いたりしたことを記憶しておく場所で、ここで重要だと判断した情報は、脳に記録するため、前頭葉や側頭葉などに保管されます。

◉海馬

何かを見たり聞いたりしたとき、その情報が最初にインプットされるのは、脳の海馬という部分です。海馬のある場所は側頭葉の深部で、サイズは直径約1㎝、長さ約5㎝ほど、タツノオトシゴのような形をしています。

海馬は、ついさきほど、見たり聞いたりしたことを記憶しておく「記憶に関する司令塔」で、ここで重要だと判断された情報は、脳に記録するべく、前頭葉や側頭葉などに保管されます。

アルツハイマー型認知症では、この海馬が萎縮します。実際、検査をすると、海馬が小さくなっているのが画像で確認できます。

海馬が萎縮すると、新しい記憶を保存することができず、判断する能力が弱まり、この段階で情報がなくなってしまったり、忘れ去られたりします。ついさっき食べたり聞いたりしたことが思い出せなくなるのは、この海馬が働かなくなるからです。ただし、海馬が萎縮する前の記憶は海馬以外の脳部位に残っています。最近のことをすぐ忘れても、昔のことを覚えていられるのはこのためです。

◉扁桃体

海馬のすぐそばには、直径1㎝ほどのアーモンドのような形をしている扁桃体があります。扁桃体は、不安、恐怖心、好き嫌いなど、感情的な要素を司っていて、海馬と情報をやりとりしています。好きなもの、興味のあることほどよく覚えていられるのは、両者が密接に関係しあっているからです。

認知症が進行している人では、海馬や扁桃体の萎縮がどのように影響するかを説明しましょう。周辺症状（p141参照）のひとつに、洗剤などを口に入れてしまう異食があります。認知症患者さんが異食をして、家族に怒られた場合、10分も経つと、異食をしたから怒られたのだという「理由」の記憶がなくなってしまい、自分を怒った家族に対する嫌な人だという感情だけが残ります。理由を忘れるのは海馬の萎縮によるもので、嫌な印象が残るのは、扁桃体の反応によるものです。

アルツハイマー型認知症では、この海馬も扁桃体も萎縮します。扁桃体が増えることはありません。しかし、海馬の神経細胞は、知的刺激などによって増えることがわかっています。

認知症に関連のある記憶

記憶力のよい人というのはいるもので、「よくそんな昔のことを覚えているね」、「細かいことを覚えていて記憶力がいいなあ」と驚かされることがあります。

一般的に「暗記」というと、歴史の年号や英単語を覚えることです。「思い出」は、旅行の楽しかった出来事や小さい頃に毎日プールで泳いだこと。「昔取った杵柄」などというと、高校時代に水泳部で泳いで以来、20年以上遠ざかっていたにもかかわらずプールに体を浮かべたらスイスイ泳げた、というようなときに使います。

そのほか、例えば、「てしがわらそういちろう」のような長い名前を瞬時に逆から言える人、意味を持たない数字の羅列を瞬時に覚えて復唱できる人もいます。この記憶力は即時記憶といいます。記憶は、さまざまな種類に分類されていますが、ここでは、認知症に関連する5つの記憶を紹介しましょう。

◉短期記憶と長期記憶

ついさっき見たり経験したりした出来事は、脳の海馬に保管され、これを「短期記憶」といいます。ここで、それほど重要ではないと海馬が判断した情報は、時間の経過とともに忘れ去られます。覚えておく必要があると判断した情報は、「長期記憶」として前頭葉や頭頂葉などの場所に移行します。小さな頃の体験なども、長期記憶に保存され、基本的に一生、ここに保管されます。

認知症が進行すると海馬は萎縮し、働きも衰えます。すると、短期記憶の力が衰え、ついさっき見たり聞いたりしたことを思い出せないという状況になります。しかし、長期記憶に保存された情報は、そのまま残っていますので、最近のことは思い出せないけれど、昔のことはよく覚えているということが起こるのです。

◉エピソード記憶、意味記憶、手続き記憶

長期記憶は、さらに、陳述的記憶と、非陳述的記憶に分けられます。

陳述的記憶は、言葉で表現できる記憶で、さらに「エピソード記憶」と「意味記憶」に分けられます。

エピソード記憶は、例えば、昨日の夕食は、誰とどこで何を食べたかといったことや、かつて北海道の実家の前の道路で、路面が凍っている日に車がスリップして追突されたなど、個人的に経験した記憶です。美味しかった、怖かったなどという感情を生じると、より強く記憶されます。

意味記憶は、歴史の教科書で覚えた年号、英単語や知人の名前、誕生日など知識による記憶です。

一方の非陳述的記憶は、「手続き記憶」ともいい、言語化しにくい内容です。例えば、箸やスプーンの持ち方、タイピング、楽器の演奏、泳ぎ方、自転車の乗り方、車の運転技術、スキーの滑り方などで、いわゆる「体が覚えている」という記憶です。これらの記憶は、アルツハイマー型認知症が進行しても、多くの場合は、残ります。そのため、認知症の症状が出てからでも、かつてできたことであれば楽器の演奏をしたり、水泳を楽しんだりする人もたくさんいらっしゃいます。

ただし、車の運転については、認知症の高齢者による事故が増えていることから、免許の更新について、慎重な判断が必要だと考えられています。

記憶の種類

短期記憶	インプットされた情報は、脳の海馬という部分に一時的に保存されます。ここで、重要だと判断したものは長期記憶に保存して、不要なものは時間の経過とともに忘れ去られます。認知症の人は、海馬が正常に働かなくなります。そのため、つい先ほど見たり聞いたりしたことを覚えていられなくなるのです。
長期記憶	過去に体験した出来事で、普段は思い出していなくても、キッカケがあれば思い出すことのできる記憶です。 正常者であれば基本的には亡くなるまで持ち続けられます。具体的には、自分が通った学校名、自分の職業など、本人なら当然知っているはずの出来事についてです。
エピソード記憶	見たり聞いたり、体験したことの記憶です。アルツハイマー型認知症では、このエピソード記憶が衰えます。体験したことそのものを忘れてしまうので、周囲と話がかみ合わなくなり、人間関係に不安を感じる人もいます。
意味記憶	歴史の年号、英単語、知人の名前、生年月日など知識による記憶です。
手続き記憶	箸やスプーンの持ち方、タイピング、楽器の演奏、自動車の運転のしかた、自転車の乗り方など、身体で覚えたことの記憶です。 認知症になっても、身体で覚えたことは比較的保たれる傾向にあります。

ＭＣＩスクリーニング検査でアルツハイマー型認知症の有無を確認

認知症の前段階であるＭＣＩが、どのような検査によって診断されるかを説明しましょう。医療機関によって多少の差はありますので、ここで紹介するのは一般的に行われる検査の内容です。検査は主に、問診、４種類の認知機能検査（記憶、注意、言語、視空間認知能力）、脳の画像検査です。

まず、一番重要なのは問診です。ここで大事なのは、ご本人やご家族に日頃の様子を伺い、**「認知症ではない」ことを見極める**ことです。

認知症と診断されるのは知能障害ゆえに自立した生活ができなくなっている状態です。例えば、食事をしたのに「まだ食べていない」、尿意を催してもトイレに自分で行くことができないというのは聞いただけでわかる認知症の特徴的な症状です。ここまで明らかではない人も多くいらっしゃいますが、認知症かどうかを判断するひとつとして、ミニ・メンタルステート検査（Mini Mental State Examination

＝MMSE）という代表的なペーパーテストを行います。このテストは、30点満点で25点以下を認知症と判断しています。しかしこのテストで24点だからといって、すぐに認知症と診断するわけではありません。

ＭＣＩの検査では、このテストを、認知症っぽいかそうではないか、疑いをみるスクリーニング（ふるいわけ）のために使っています。ＭＣＩと診断されるようなグレーゾーンの人は、24点から28点の間の微妙な点を取られる人がたくさんいます。ＭＭＳＥに併せて問診やその他の検査を行って、複合的に判断する必要があります。

実際に、ＭＣＩかどうかを診断する際に行うのは、次ページで紹介する4種類の認知機能検査です。ここで、患者さんがどのようなプロフィールなのか、つまり、どこが悪くてどこが良いかをみるプロフィール診断なのです。

プロフィール診断とは、「どういうもの忘れがあるか」、「それはいつ頃からなのか」、「周囲の人からみた症状」などさまざまな角度からお話を伺って、その人が認知症か否かを統計的に判断するものです。

4種類の認知機能検査

1 記憶を見る

改訂ウェクスラー記憶検査（Wecheler Memory Scale-Reviced：WMS-R）

これは、さまざまな記憶に関する働きをみる検査です。

認知症ではエピソード記憶が弱まります。このテストでは、その部分を調べます。

まず医師が患者さんに、25のキーワードを含む物語を話します。話し終えたら、患者さんに「今のお話を再現してください」と言います。患者さんは、聞いた直後、聞いてから別な検査をした30分後の計2回、話の内容を医師に説明します。この物語に定番の内容はなく、だいたい250字から300字程度の分量の物語を作っていますので参考に一部分を紹介します（受診先の医療機関で、同じテストが行われるとは限りません）。

軽度認知障害の一般的な検査

問診

もの忘れの頻度、日常生活に問題が生じているか、持病や常用している薬があるかなどを伺います。

認知機能テスト

記憶	改訂ウェクスラー記憶検査（WMS-R）。 医師が患者さんに物語（25のキーワードを含む）を話します。患者さんは、その話を直後と30分後に再生してもらいます。25点満点で、2つの物語について合計50点で評価します。 認知症は、エピソード記憶が低下するので、その部分を調べます。
注意	トレイルメイキングテスト（TMT＝Trail Making Test）。２枚の用紙に書いてある数字、ひらがなを線で繋ぎます。速度が同時に物事をこなす能力をはかります。
言語	果物、駅、動物などの名前をできるだけたくさん言ってもらい、言葉が出てくるかを調べるテストです。
視空間能力	A４用紙に時計の文字盤、数字、長針、短針を書いてもらい10時10分の時計を完成させてもらいます。

SPECT（脳の血流を見る画像検査）

脳の血流が低下しているかどうかをみる検査です。

MRI（脳の形状を見る画像検査）

脳の形や変化、働きを見ます。ただし、軽度であるほど、通常の画像検査では診断が難しくなります。

血液検査（任意）

10mlの採血をして、MCIのリスクの有無を確認します。

１．改訂ウェクスラー記憶検査（抜粋例）

６月14日、兵庫県神戸市にあるイタリアンレストランで火事が発生しました。レストランの前を通りかかった会社員の大川洋次郎さんは立ち止まりました。サイレンの音が聞こえ、消防車２台とパトカーが到着しました。見物人も集まってきました。ざっと見ても１００人以上はいそうです。店の脇では、警察官３人とメガネをかけた男性が深刻な表情で話し込んでいます。

話の内容の順番、てにをはなどまで、話した通りに再現する必要はありません。会社員の大川さんという人が火事現場に遭遇した、など、要約した内容であったり、途切れ途切れでも構いません。しかし、それでも30分後となると、認知症ではない人にとっても簡単ではありません。実際に検査を受けた患者さんが、きついとおっしゃるような検査です。

2 注意

トレイルメイキングテスト
(TMT=Trail Making Test)

2枚の用紙を使います。1枚目（Aとします）には、1から25までの数字が散らばっています。その数字を、1と2、2と3を線で繋いでいきます。

もう1枚の紙（Bとします）には、数字の1から25までと、ひらがなの「あ」から「な」までの文字が書かれています。その中から、「1」と「あ」、「2」と「い」というように、数字とひらがなを線で順番に繋いでいき、ストップウォッチでかかった時間を計ります。

2.トレイルメイキングテスト

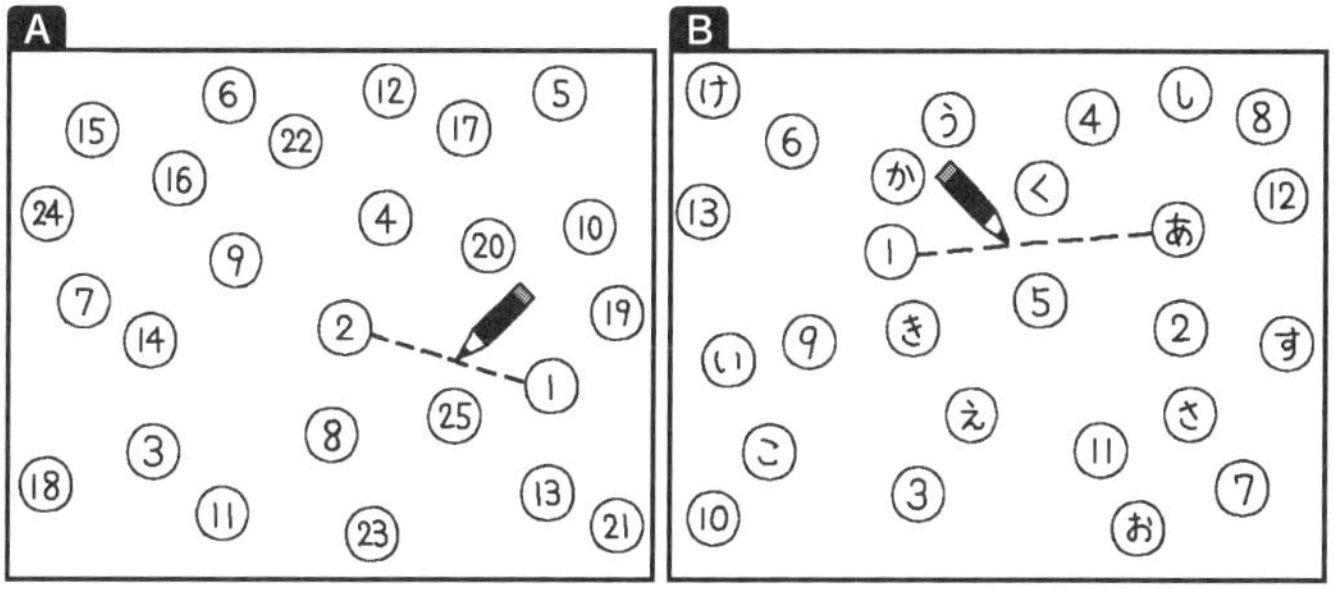

Aでは、数字の1と2、2と3を線で繋いでいきます。Bでは、数字の「1」と「あ」、「2」「い」というように、数字とひらがなを線で繋いでいきます。

Aでは、継続して注意したり、集中したりできるかを見ます。

Bでは、２つ以上のものを同時に転換できるか、順番に終えることができるかどうかをみます。注意しながら、ひとつの物事を、もうひとつの物事（ここでは「1」→「あ」）に変換する能力が必要とされるため、遂行機能を調べる検査としても使われます。

3 言語

野菜、果物、動物など種類を指定して、「ものの名前をできるだけたくさんあげてください」と言って、思いつくまで書いてもらいます。

4 視空間認知能力

① A4用紙に、次ページのように、時計の文字盤と数字を書いてもらいます。
② さらに、長針、短針を加えて、10時10分の時計を完成させてもらいます。

これは、時計描画テストと呼ばれています。認知症が進んでいる人は、正円が描けなかったり、数字を書く際に、位置が偏ったりすることがあります。

画像検査 SPECT

SPECT《スペクト》（Single Photon Emission CT）は、脳の血流を見る画像検査です。脳の血流の低下と機能の低下には大きな関係があります。SPECTは、血流が低下しているかどうか、そして、どの部分の血流が低下しているかを見ることができます。

検査方法は、放射線を出す薬剤を体内に注入し、その薬剤が分布する流れや集まる様子を撮

4.視空間認知能力

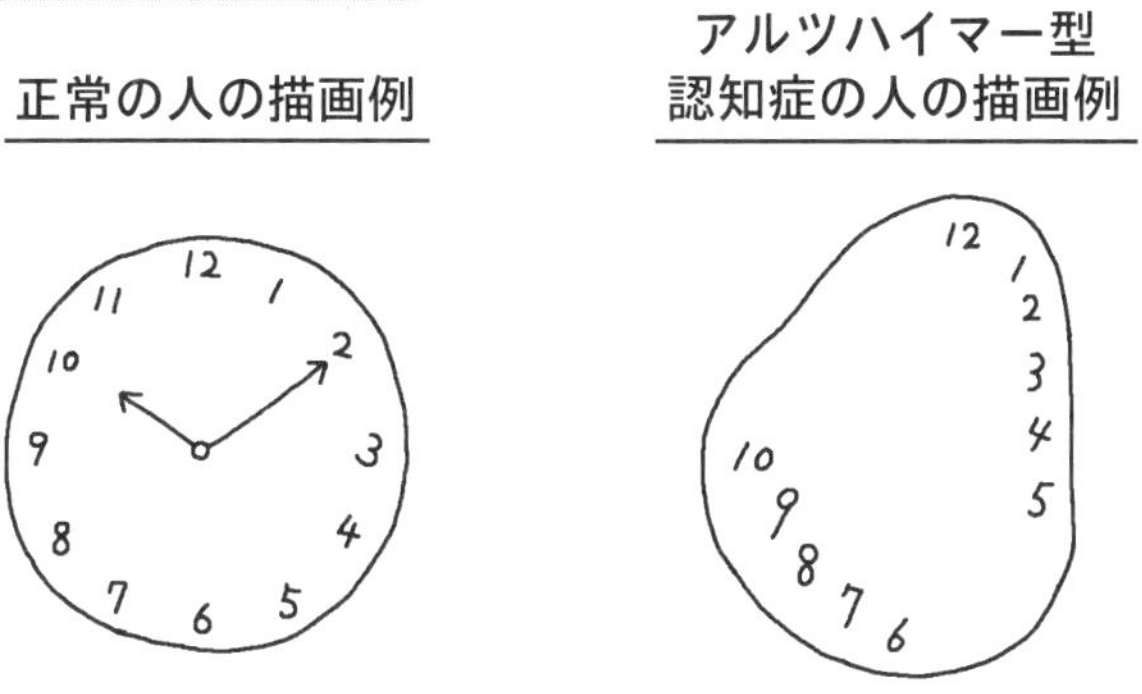

認知症が進んでいる人は、正円が描けなかったり、数字を書く際に位置が偏ったりすることがあります。

影します。

症状だけではわかりづらい早期でも、ＳＰＥＣＴで見ると、認知症かどうかがわかることがあります。ここでわかるのは、早期のアルツハイマー型認知症の可能性があるかどうかです。アルツハイマー型認知症の場合、血流が低下して留まる「ここぞ」という場所があります。それが、脳内の帯状回後部、楔前部です。

しかも、撮影した脳の血流が、帯状回後部、楔前部などにあるかどうかは、統計画像といって、該当部分をコンピューターのソフトが自動的に確認してくれるので、医師によって所見、診断が異なるということもありません。

なお、頭痛、肩こりなどによって、頭が重たく感じたり、首筋に痛みがあり、血流が悪くなっているという場合がありますが、その血流と、ＳＰＥＣＴでわかる血流はまったく異なるものです。ＳＰＥＣＴで確認できる血流は、少々の運動で改善されるものではありません。

血液は全身を巡って、最終的にどこに行くかというと、神経細胞に行き着きます。血液は、神経細胞を養うために巡っているので、神経細胞が死んでしまうと、血液の受け取り手がいなくなります。血管が詰まり、破れて血液が落ちたのではなく、神経細胞という血液の受け取り手が不在になったことで、行き場を失った血液が、帯状回後部、楔前部などに落ちてしまうのです。

なお、このＳＰＥＣＴは、多くの大学病院、公立病院などの大きな病院にあります。

画像検査
ＭＲＩ

ＳＰＥＣＴでは脳の血流を見ますが、ＭＲＩ（Magnetic Resonance Imaging）では、脳の形を見ることができます。

一般的には、頭部の検査というと、まずＭＲＩを行います。ＭＲＩは大きな機械で、主に強力な磁石でできています。機械のベッドに横たわった患者さんに電磁波を当て、臓器や血管を撮影し、その血管の様子を縦横斜めから見ることができます。

ＭＲＩで検査をすると、アルツハイマー型認知症の人で、ある程度進行している場合は、脳の海馬が萎縮していることがわかります。

しかし、ＭＣＩの段階では個人差が大きく、海馬の萎縮はほとんどみられません。そのため、ＭＣＩの検査では、ＭＲＩは参考程度に使っています。

採血でＭＣＩのリスクを見る検査

ＭＣＩを診断するための基本的な検査は、問診、４種類の認知機能検査などです。

これに加えて、２０１５年春から、採血による検査が登場しました。約10ccの採血でＭＣＩのリスクの有無がわかるというものです。

この検査は、現在、全国２０００ヵ所の医療施設で受けることができますが、健康保険は適用外のため自費診療となり、問診、相談を含めて費用は2、３万円ほどです。

検査はとても簡単です。前日の食事時間、飲酒などに制限はなく、普段通りに過ごし、当日、病院で採血をして終了です。

結果は2、3週間ほどで、医療機関に届けられます。判定は、下表のようにAからDの4段階。正確度は80%ほどとなっています。

この血液検査で調べるのは、体内に存在する3種類のタンパク質の量です。

1つは、アミロイドβを食べて処理する補体タンパク、アミロイドβを脳から髄液中に排出するアポリポタンパク、アミロイドβにくっついて毒性を弱めるトランスサイレチンです。

この3種類のタンパク質に注目した経緯を次項で説明しましょう。

血液検査の判定は4段階

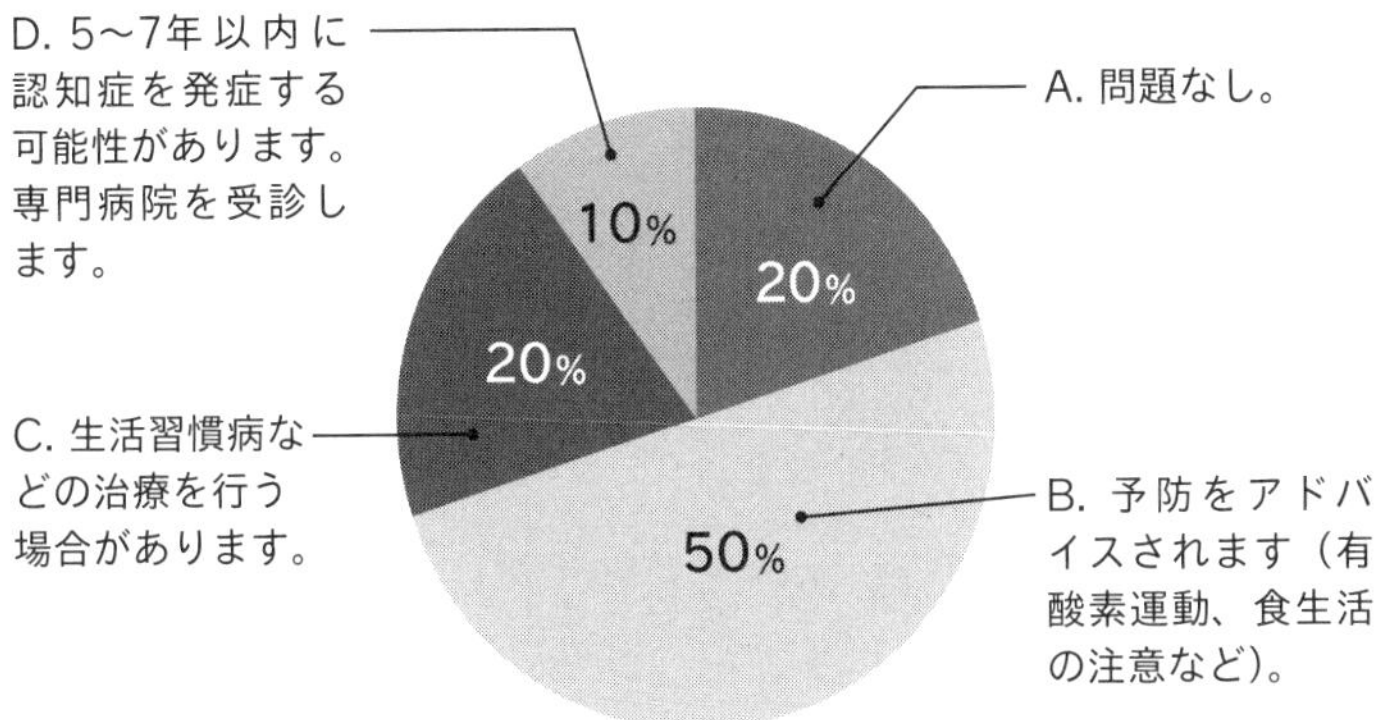
D. 5〜7年以内に認知症を発症する可能性があります。専門病院を受診します。
10%
A. 問題なし。
20%
20%
C. 生活習慣病などの治療を行う場合があります。
B. 予防をアドバイスされます（有酸素運動、食生活の注意など）。
50%

血液検査、実現化の経緯

「本当に、認知症予防はできるのだろうか?」。

それを調べるため、私(筑波大学病院精神神経科〈当時〉)と、内田和彦氏(筑波大学発のベンチャー企業MCBI)は、共同研究で次のような検査を行いました。

2001年から、茨城県利根町の町民の約70%、1888名に参加していただき、認知機能検査と採血を行いました。同一の検査を3年ごとに行い、計12年間経過を見続けたのです。

参加者には「正常の人」、「軽度認知障害の人」、「アルツハイマー型認知症の人」まで揃っていましたので、進行の変化に応じたグループを作り、どのあたりが変化の分岐点であるかを見ていきました。同一人物の変化を、12年間に渡って縦断的に追っているという意味で、非常に尊い貴重なサンプルといえるでしょう。

それまで、認知症の研究では、血液中のアミロイドβの量を測ればアルツハイマー型認知症かどうかがわかるのではないかと思われてきました。しかし実際には、アミロイドβは、末梢部分である血管にはなかなか流れてこないのです。血液中に含まれるアミロイドβがあまりに微量であるがゆえに、検査するたびに値が違うということも多々あって、信用できるものではありませんでした。そこで内田和彦氏は、このアミロイドβの測定をやめることにしました。

前出のアミロイドβが凝集した老人斑には、アポリポタンパク、免疫系の物質、アミロイドβの毒消し物質などいろいろなものが含まれていることは20年くらい前からわかっていたことです。この調査でより明確になったのは、前述の3種類のタンパク質だったのです。

アミロイドβ沈着の抵抗勢力「防衛隊員」を数えよ

かつて、アルツハイマー型認知症では、アミロイドβの蓄積が犯人だと思われていました。しかし、採血した血液を調べる中で、単にアミロイドβが雪だるまのように増えていったことが原因なのではないということがわかってきました。

では、その「アミロイドβが溜まる理由は、なんだろうか？」という疑問が生じます。私たちの体には、毒性から身を守ろうと、防衛隊のような役割をしながら働いている存在があります。ここでいう毒性はアミロイドβの蓄積で、アミロイドβが溜まるのを阻止しようとするのが防衛隊員（3種類のタンパク質）だったのです。

3種類のタンパク質は、アミロイドβを食べて処理したり、アミロイドβを脳から髄液中に排出したり、アミロイドβにくっついて毒性を弱めたりする働きをしています。MCIの人にはこの3種類のタンパク質が少なく、さらにアルツハイマー型認知症になるとどっと減ってくる、という事実がわかってきました。

そこで、この防衛隊員は、アミロイドβを倒そうとしたのに善戦虚しく破れていった屍ではないかと考えました。そして、「防衛隊員のなかには打撃を受けて倒れている者もいるだろうが、まずは、アミロイドβが溜まらないように働いている、生存している防衛隊員の数を数えよう」と発想したのです。

その後も引き続き、全国から、正常の人、MCIの人、アルツハイマー型認知症の人から合わせて数百件の血液を集めました。どのタイプかは伏せて送ってもらっています。この集まった血液に対して、研究チームサイドで、「この血液はＭＣＩの患者さん」、「この血液はアルツハイマー病の患者さんだ」と分類していったところ、80％が当たりました。これが、169ページで正確度80％とした数字の根拠です。

この調査内容をまとめると次のようになります。まず、採血をして、アミロイドβに対する抵抗勢力である3種類のタンパク質の量を測り、3年ごとに検査を行いました。そのなかで、認知症にコンバートした人の血液の中で、とくに数値が減っていった3種類のタンパク質に注目したのです。そこで、この3つの物質を組み合わせ、その数値がいくつに

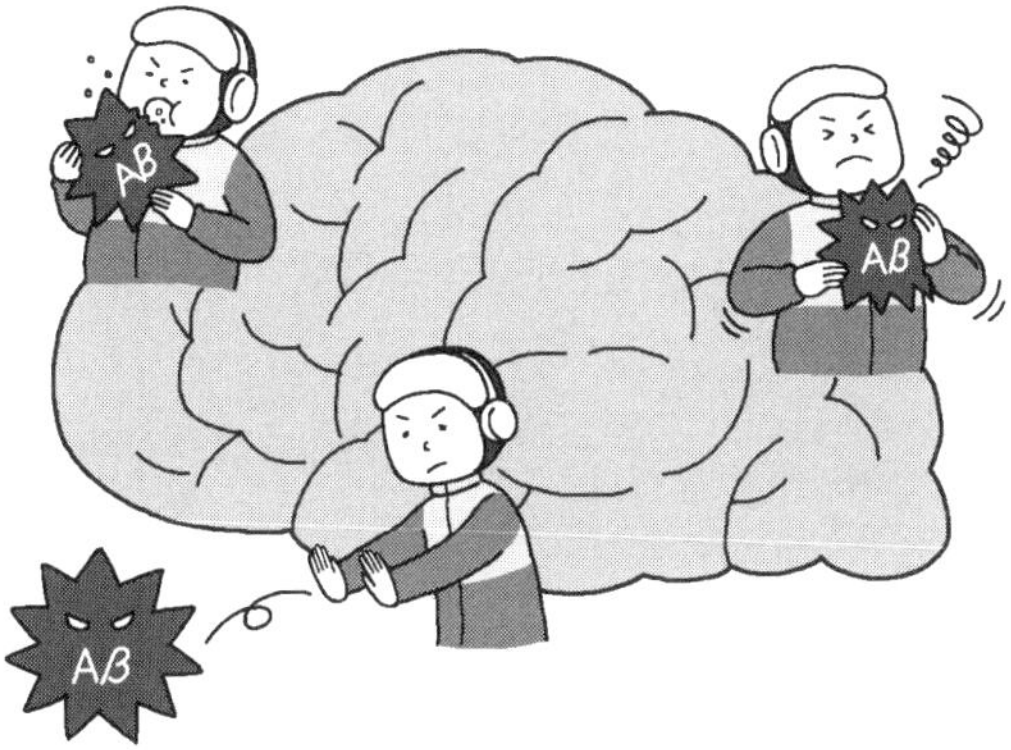

アミロイドβ（Aβ）の蓄積を阻止しようとする防衛隊員（3種類のタンパク質）が、アミロイドβを食べて処理したり、脳から髄液中に排出したり、アミロイドβにくっついて毒性を弱める働きをしています。

なると危ないのか、ということを判定していきました。

そして、かつては悪者とされていたアミロイドβの溜まり具合ではなく、アミロイドβが溜まらないように働いている物質（３つのタンパク質）が減っていく様子に注目したのです。

画期的ではあると思われますが、検査ツールとして、100％の正確さを求めるとなると、まだ確定できない要素があり難しさを実感しています。問題なしのＡ判定ならともかく、もしもＣ、Ｄ判定だった場合に、医師は患者さんにどのように説明すると良いのか、というベストな対応法もまだ確立されていません。そのため、血液検査を強くおすすめはしていません。

ただし、左記のサイトには、血液検査を受けられる医療機関の一覧が掲載されていますので、興味を持たれた人は、相談してみてください。

◆検査実施医療機関　http://mcbi.jp/initiative/checkup/checkup.html

コラム

●脳ドックでわかること●

脳ドックでは、一般的に脳のMRIとMRAを行います。どちらもMRIの機械ですが、映し出す情報や発見できる病気が異なります。その役割を説明します。

MRI

頭部の検査というと、まずMRI（Magnetic Resonance Imaging）を行います。MCIの検査でも、MRIを参考程度に使うことはありますが、MCIの診断の場合は、あくまでも問診や4種類の認知機能検査が主体となるため、MRIは補完的な役割を担っています。

MRIでは、脳の表面や断面を輪切りの状態で画像化して、組織に異常がないか、脳の内側の状態を見ていきます。脳梗塞、脳出血、くも膜下出血の元になる動脈瘤の有無などをみます。

ＭＲＩは、主に強力な磁石でできている大きな機械です。ベッドに横たわった患者さんに電磁波を当て、臓器や血管を撮影し、その様子を縦、横、斜めから見ることができます。

ＣＴと異なるのは、ＣＴは輪切りの画像のみというところです。また、電磁波は頭蓋骨を映し出さないので、ＣＴでは見逃されがちな骨の陰に隠れている部分まで映し出すことができます。

ＭＲＡ

ＭＲＡ（Magnetic Resonance Angiography）は、脳に張り巡らされている血管を、三次元で立体的に画像化します。ＭＲＩで撮影して、血管だけを映すように設定し

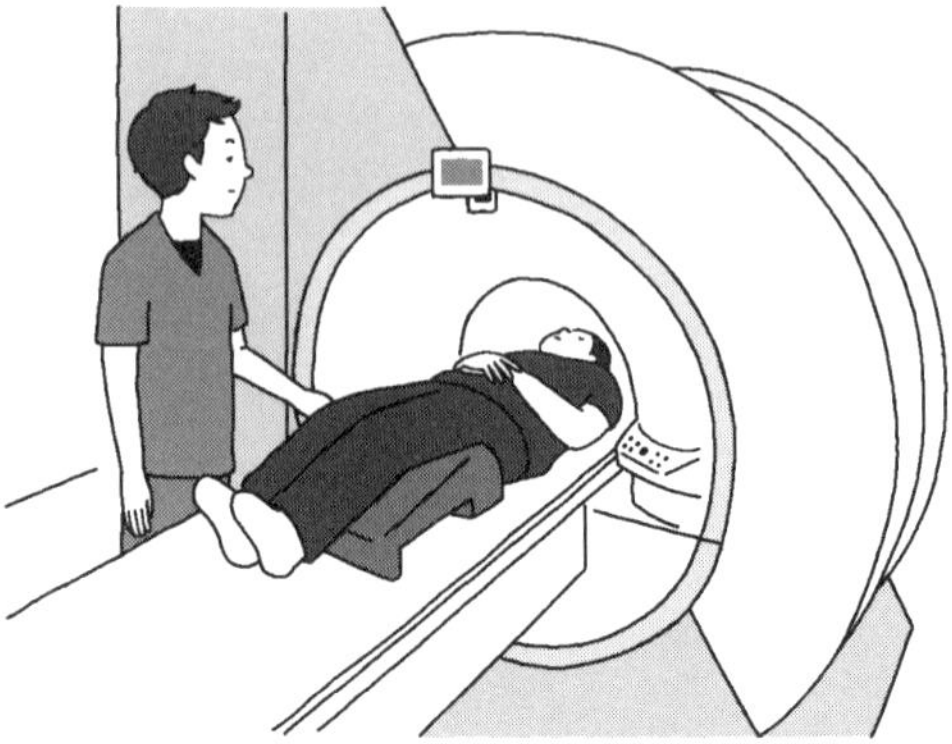

ます。なお、このほかに血管の様子をみる検査としては、造影剤を使用してカテーテルを挿入する検査がありますが、MRAでは、そのような体に対する負担はほとんどありません。

MRAでわかるのは、例えば、血管の一部が瘤《こぶ》のように盛り上がる脳動脈瘤や、血管の狭窄、毛細血管が正常に形成されずに、動脈と静脈が繋がってしまう動静脈奇形などを早期に発見することができます。

主に、くも膜下出血の原因となる脳動脈瘤、脳梗塞を引き起こす動静脈奇形のスクリーニング（ふるいわけ）検査として行われています。

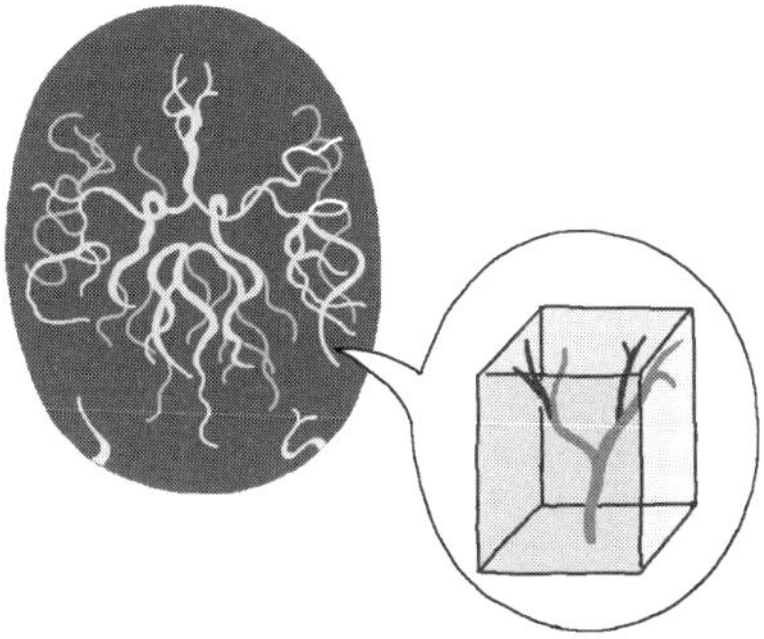

●MRAの画像の一例
脳の血管を立体的に映し出して、回転させたり、いろいろな方向から見ることができます。

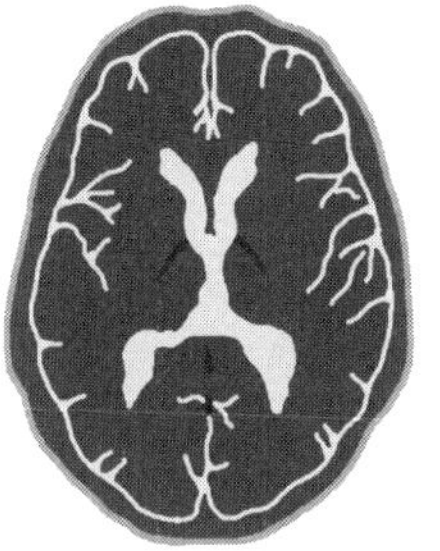

●MRIの一例
脳の断面や表面の様子を映し出します。

診断が難しいＭＣＩは病院選びが重要

ＭＣＩは、認知症ではないけれど正常とは言い切ることのできないグレーゾーンの状態であるということを説明してきました。グレーゾーンの見極めは簡単ではなく、患者さんに対する診断が医師によって異なる可能性は多々あります。つまり、どこを受診するかはとても重要になります。

もしも、診断された内容に不安があるようでしたら、改めて専門医を受診したり、もの忘れ外来のある病院の紹介状を書いてもらうことをおすすめします。

もの忘れ外来は、１９９４年、現在の国立精神・神経医療研究センターに日本で初めて開設されて以来、全国の大学病院等に広がりました。現在では、同様の診療をその他の精神科、神経内科、老年病科、クリニックで受診できます。

もの忘れが増えてきた段階で受診される人は、まだ多くはありません。しかし、認知症は、どなたにもあらわれる可能性が十分にあります。もの忘れが増えたと感じた時点で、ご自身の状態を検査する機会を作ることをおすすめします。

●参考文献

朝田隆『軽度認知障害（ＭＣＩ）認知症の先手を打つ』２００７年　中外医学社
貝原益軒、伊藤友信訳『養生訓　全現代語訳』１９８２年　講談社現代文庫
永六輔『大往生』１９９４年　岩波書店
永六輔『気楽に生きる知恵』２００５年　ゴマブックス

著者

朝田　隆（あさだ　たかし）

東京医科歯科大学脳統合機能研究センター認知症研究部門 特任教授
メモリークリニックお茶の水 院長
筑波大学名誉教授

1955年生まれ。1982年、東京医科歯科大学医学部卒業。東京医科歯科大学神経科、山梨医科大学精神神経科、国立精神・神経センター武蔵病院勤務、イギリスオックスフォード大学老年科留学などを経て、2001年、筑波大学臨床医学系（現、医学医療系臨床医学域）精神医学教授、2014年7月、東京医科歯科大学医学部特任教授、2015年4月より筑波大学名誉教授、メモリークリニックお茶の水 院長。日本老年精神医学会副理事長、日本認知症学会理事、日本神経精神医学会理事、日本認知神経科学会理事、生物学的精神医学会理事、日本老年医学会指導医。数々の認知症実態調査にかかわり、認知症発症前の軽度認知障害のうちに、治療・予防を始めることを強く推奨。筑波大学附属病院では、軽度認知障害のためのデイケアプログラムを実施するなど、認知症対策の第一線で活躍中。

ボケない暮らし 30ヵ条

平成 28 年 4 月 21日　第 1 刷発行
平成 28 年 9 月 15日　第 2 刷発行

著　　者　朝田　隆
発 行 者　東島俊一
発 行 所　株式会社 法 研

〒104-8104　東京都中央区銀座1-10-1
販売03(3562)7671／編集03(3562)7674
http://www.sociohealth.co.jp

印刷・製本　研友社印刷株式会社　　0102

SOCIO HEALTH

小社は㈱法研を核に「SOCIO HEALTH GROUP」を構成し、相互のネットワークにより“社会保障及び健康に関する情報の社会的価値創造”を事業領域としています。その一環としての小社の出版事業にご注目ください。

ISBN978-4-86513-271-7　定価はカバーに表示してあります。
乱丁本・落丁本は小社出版事業課あてにお送りください。
送料小社負担にてお取り替えいたします。